ストレスや
不安を

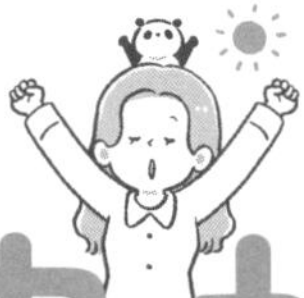

抱える人
へ

自律神経が整う考え方

元気になる整体院 代表
原田 賢

朝日新聞出版

自律神経の乱れをチェック

左は自律神経が乱れたときに起こる症状や、
自律神経を乱す生活習慣です。
あなたの心と体は大丈夫ですか？

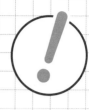

- ☑ ❶ 肩こりや腰痛に悩まされている
- ☑ ❷ 夜中に目が覚めてよく眠れない
- ☑ ❸ 手足が冷えている
- ☑ ❹ 下痢や便秘を繰り返す

5 電車に乗るとドキドキする

6 めまいや耳鳴りがする

7 胸がいつもザワザワしている

8 まぶしさを感じることがある

9 気候の変化で体調を崩しやすい

10 水分をあまりとっていない

11 日にコーヒーを3杯以上飲む

12 甘い物やしょっぱい物が好き

13 ヘビースモーカーだ

はじめに

本書を手に取っていただいたということは、ご自身もしくは大切な方が、体調に不安を感じているのではないでしょうか？

本書では、昨今流行りの繊細さんであったとしても、不安や心配、イライラがなくなり、ストレスを感じることなく毎日を過ごすための方法をご紹介しています。

誰もが楽しく元気に生きる権利を持っています。それなのに体調に不安を感じ、症状に悩まされる生活を送ることは、とても残念に思います。

私の整体院では、ただ体の痛みや不調を取ることができればよいという考え方で施術をしていません。来院された皆様が、人生を楽しく元気に生きられるよう、サポートするという使命があると思って施術をしています。

それと同じように、本書をお読みいただいた皆様が人生を楽しく元気に生きていくサポートができるよう、私のうつ病を克服した体験談やストレスにならない考え方の具体例を、よりわかりやすい漫画という形にしました。

日常において、ストレスを感じやすいシーン別に、どのように考えたらよいのかという具体例をあげて解説しています。

また、不調の症状別に効果があるストレッチの方法についてもご紹介していますので、日常生活に取り入れ、体をリラックスさせて副交感神経を高め、症状に悩まされない生活を送ってください。

私のこれまでの経験や知識をまとめた本書が、毎日を楽しく元気に生きられ、やりたいことや好きなことができるよう、皆様の生活を支える一助になれば幸いです。

自律神経専門整体　元気になる整体院　原田　賢

うつ病克服体験記

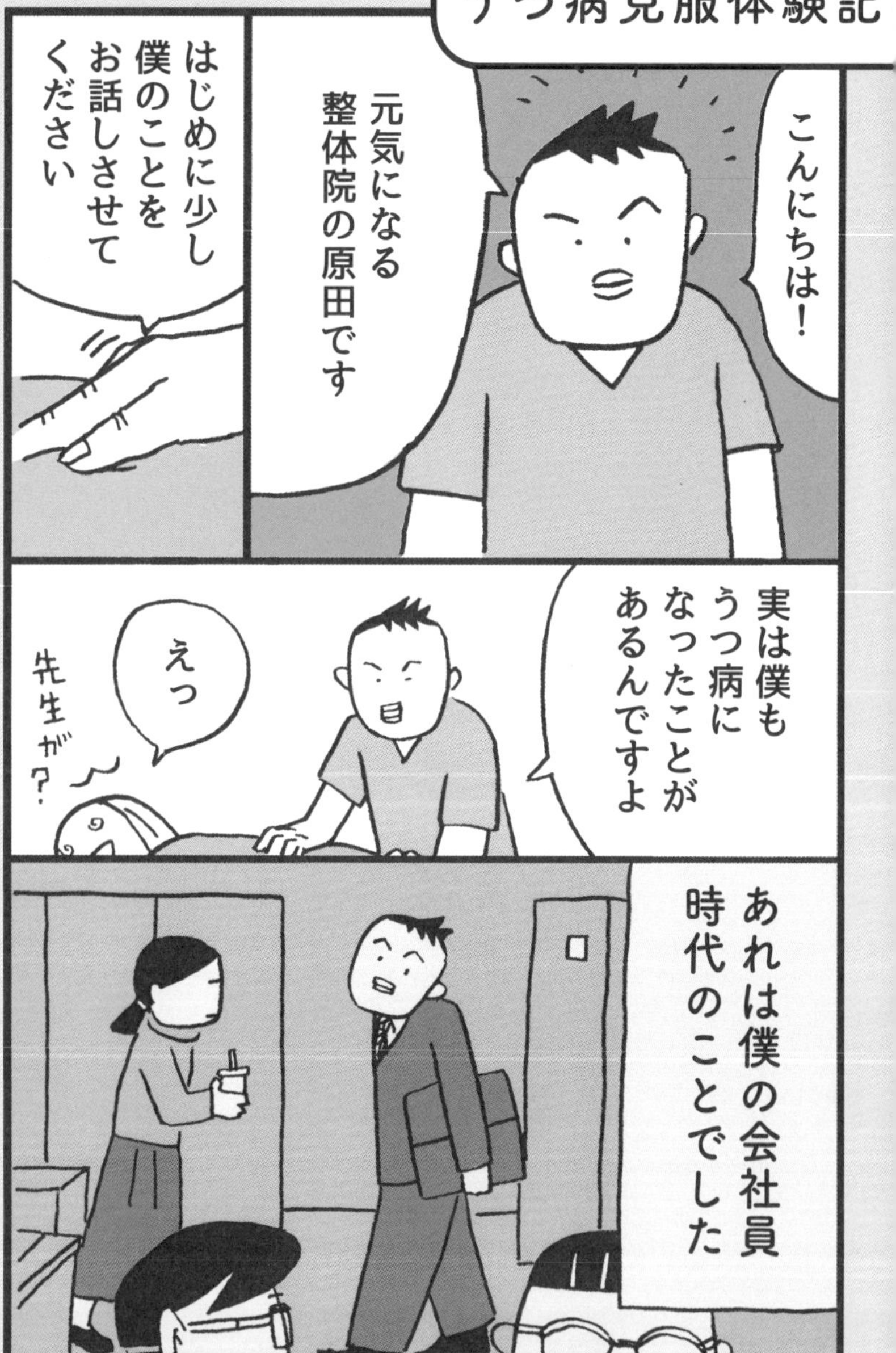
こんにちは！
元気になる整体院の原田です
はじめに少し僕のことをお話しさせてください
実は僕もうつ病になったことがあるんですよ
えっ
先生が？
あれは僕の会社員時代のことでした

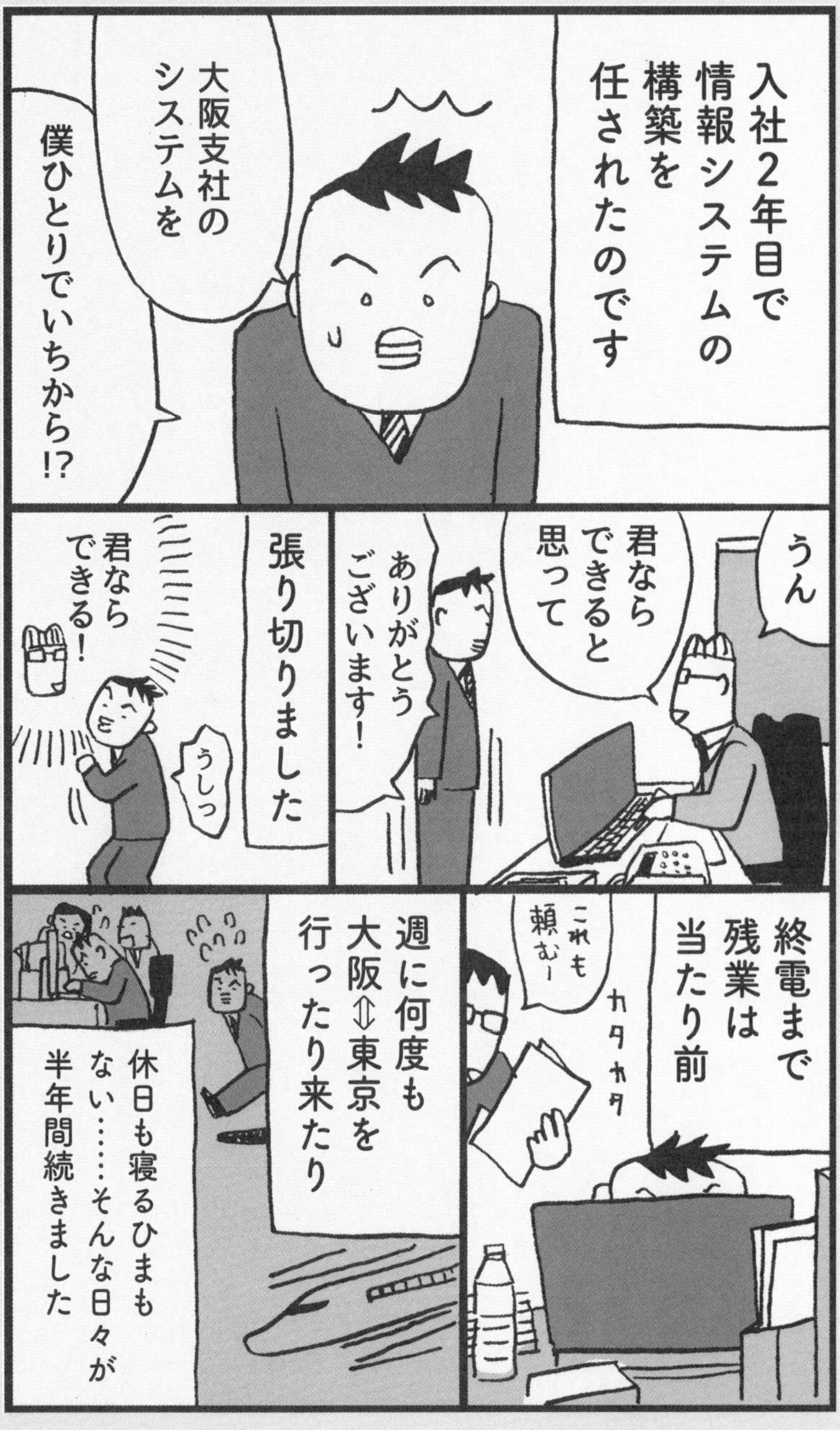
入社2年目で情報システムの構築を任されたのです
大阪支社のシステムを
僕ひとりでいちから!?
うん
君ならできると思って
ありがとうございます!
張り切りました
君ならできる!
うしっ
終電まで残業は当たり前
これも頼むー
カタカタ
週に何度も大阪⇕東京を行ったり来たり
休日も寝るひまもない……そんな日々が半年間続きました

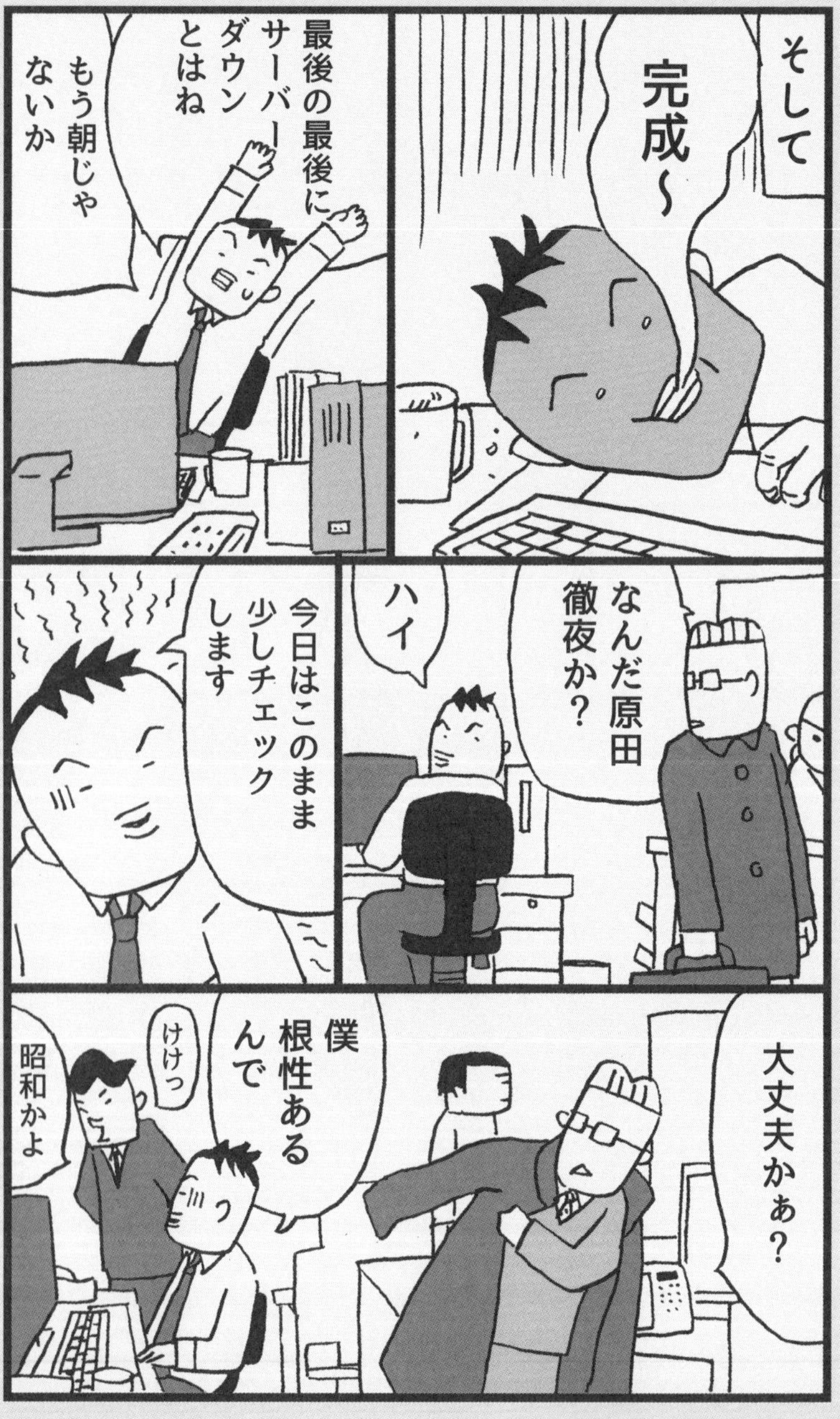
そして
完成～
最後の最後にサーバーダウンとはね
もう朝じゃないか
なんだ原田徹夜か？
ハイ
今日はこのまま少しチェックします
大丈夫かぁ？
僕根性あるんで
けけっ
昭和かよ

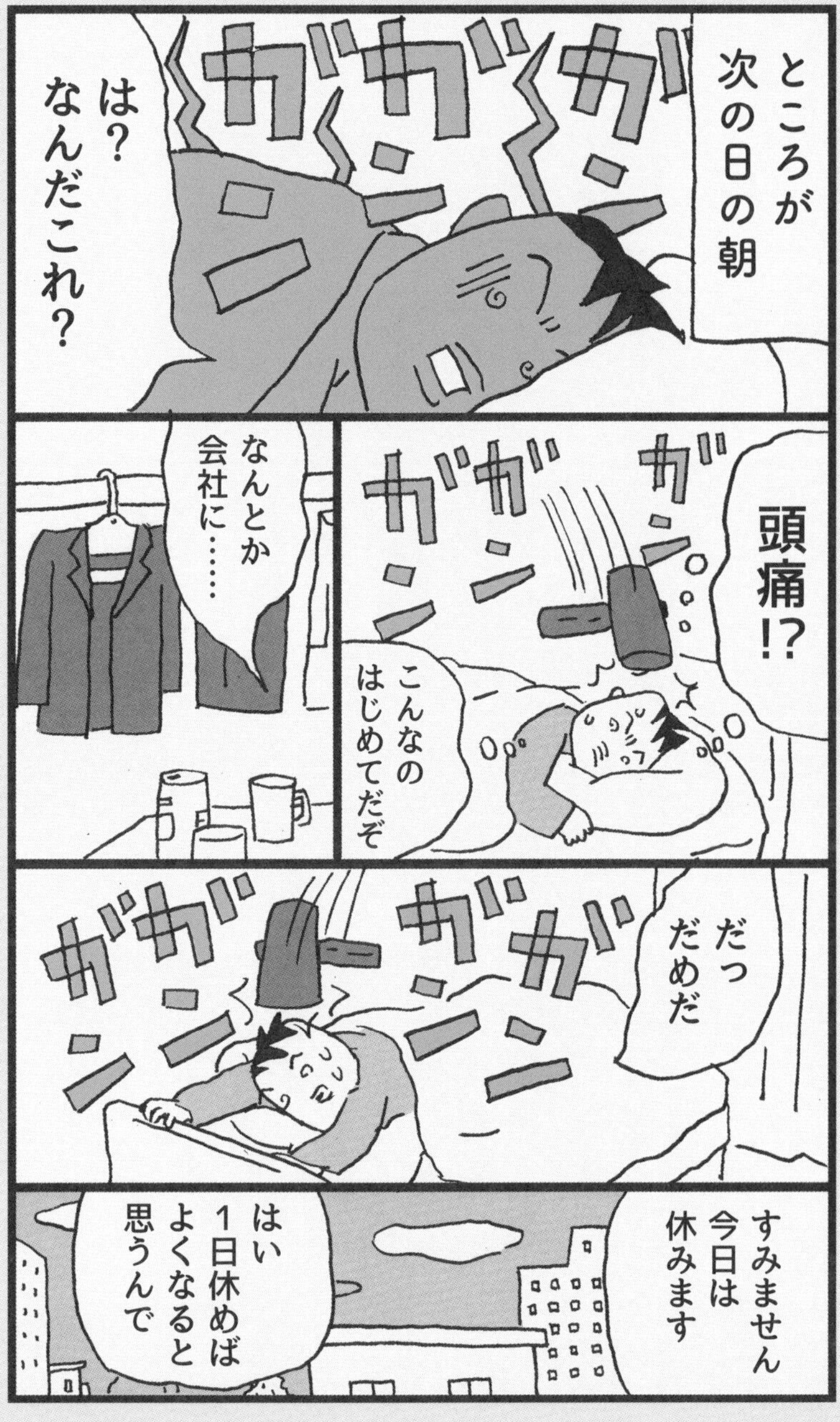
ところが
次の日の朝
は？
なんだこれ？
頭痛!?
こんなの
はじめてだぞ
なんとか
会社に……
だっ
だめだ
すみません
今日は
休みます
はい
1日休めば
よくなると
思うんで

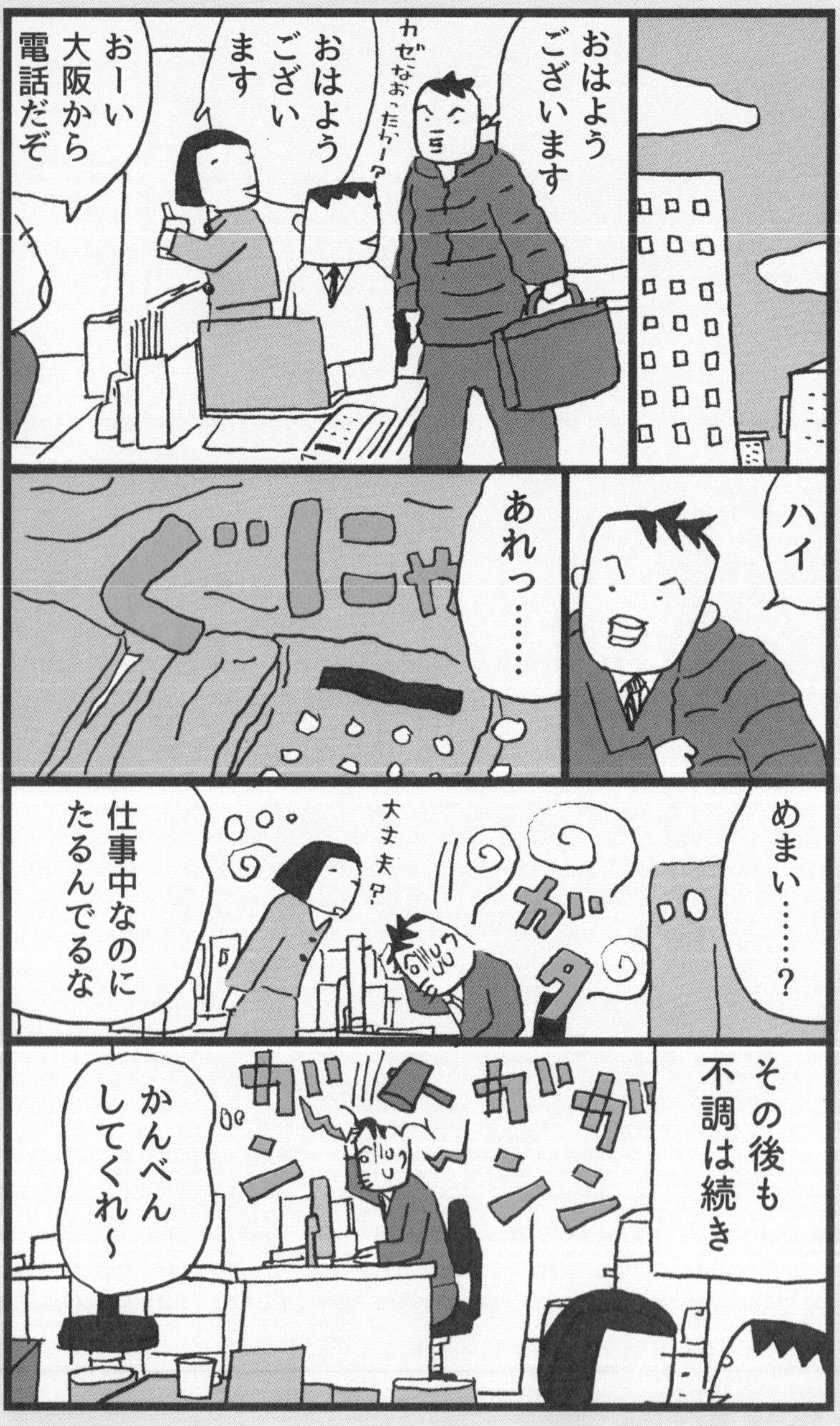
おはようございます
カゼなおったか!?
おはようございます
おーい大阪から電話だぞ
ハイ
あれっ……
ぐにゃ
めまい……?
ガタ
大丈夫!?
仕事中なのにたるんでるな
その後も不調は続き
ガンガンガンガン
かんべんしてくれ〜

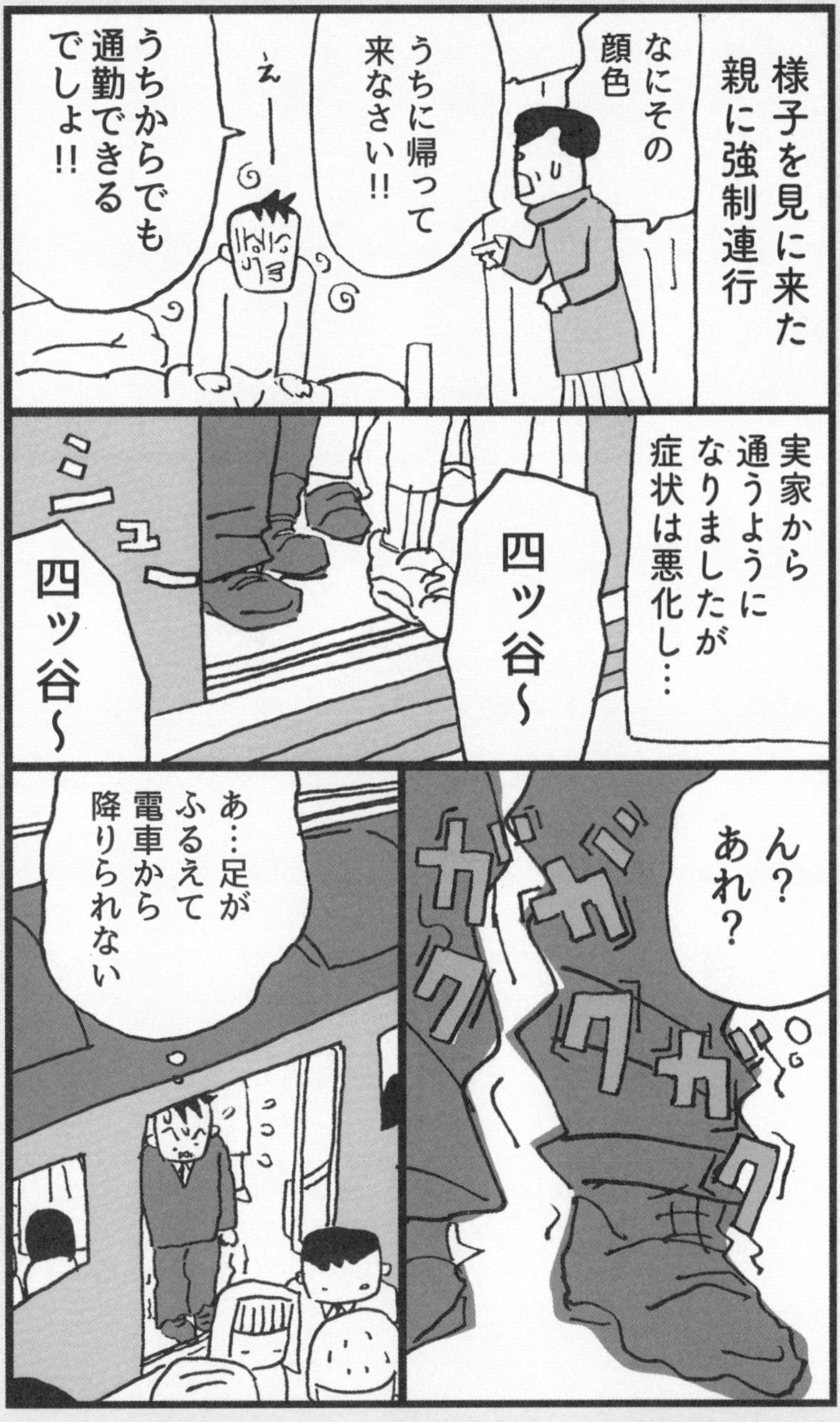

様子を見に来た
親に強制連行
なにその
顔色
うちに帰って
来なさい!!
え――
うちからでも
通勤できる
でしょ!!
実家から
通うように
なりましたが
症状は悪化し…
四ツ谷〜
プシュー
四ツ谷〜
ん?
あれ?
ガクガクガクガク
あ…足が
ふるえて
電車から
降りられない

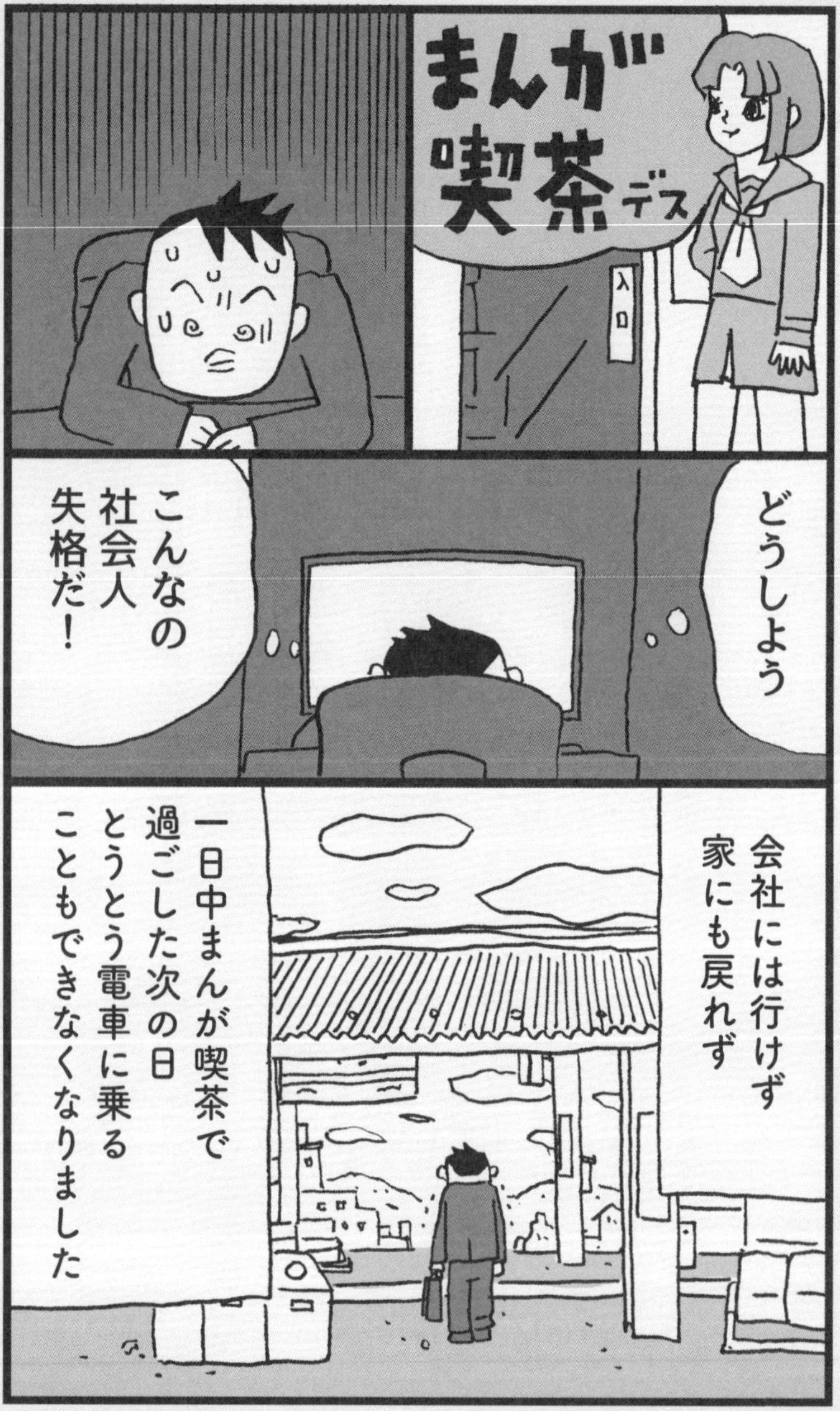

まんが喫茶デス
入口
どうしよう
こんなの社会人失格だ！
会社には行けず家にも戻れず
一日中まんが喫茶で過ごした次の日とうとう電車に乗ることもできなくなりました

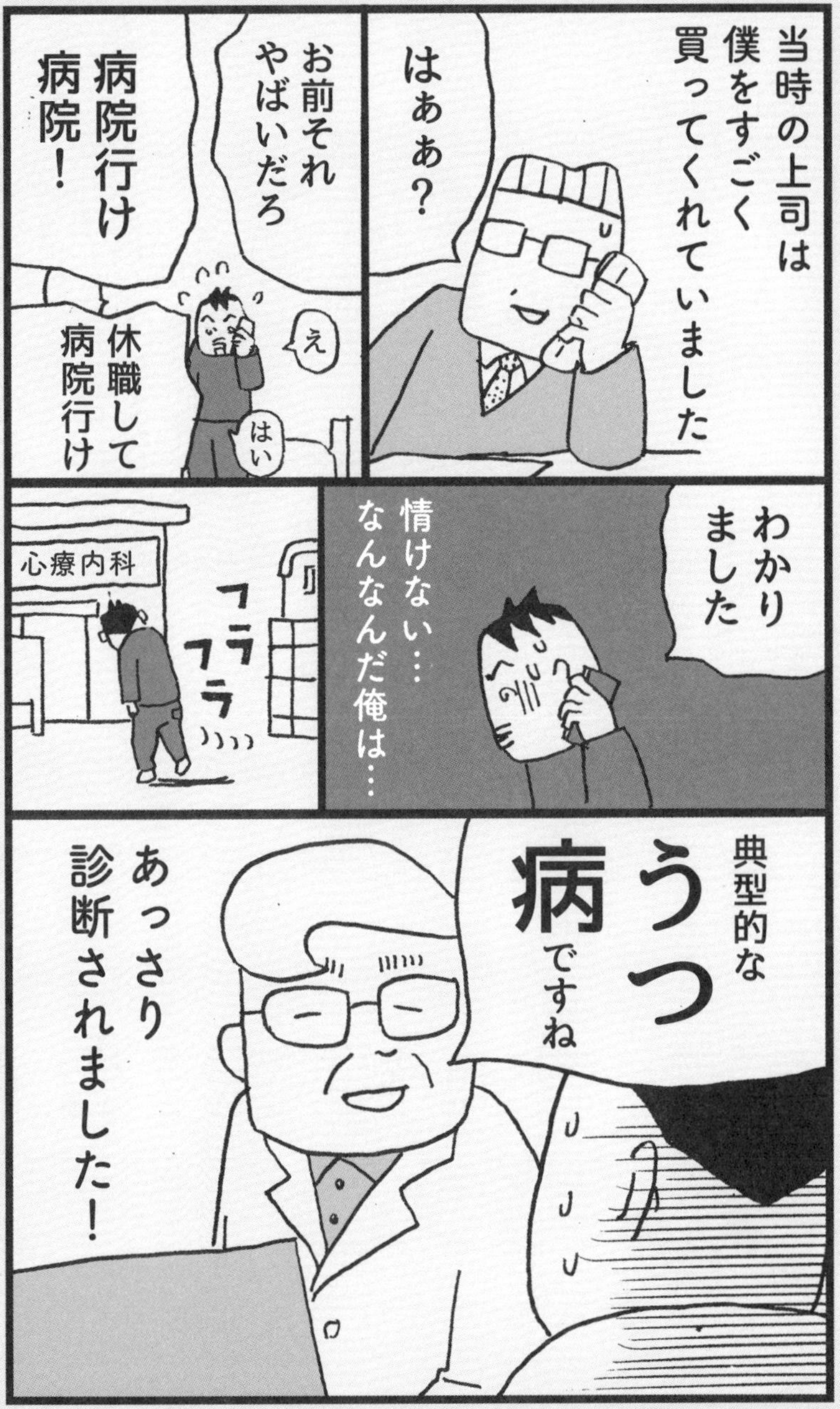
当時の上司は
僕をすごく
買ってくれていました
はぁぁ?
お前それ
やばいだろ
病院行け
病院!
え
はい
休職して
病院行け
わかり
ました
情けない…
なんなんだ俺は…
心療内科
フラ
フラ
典型的な
うつ
病ですね
あっさり
診断されました!

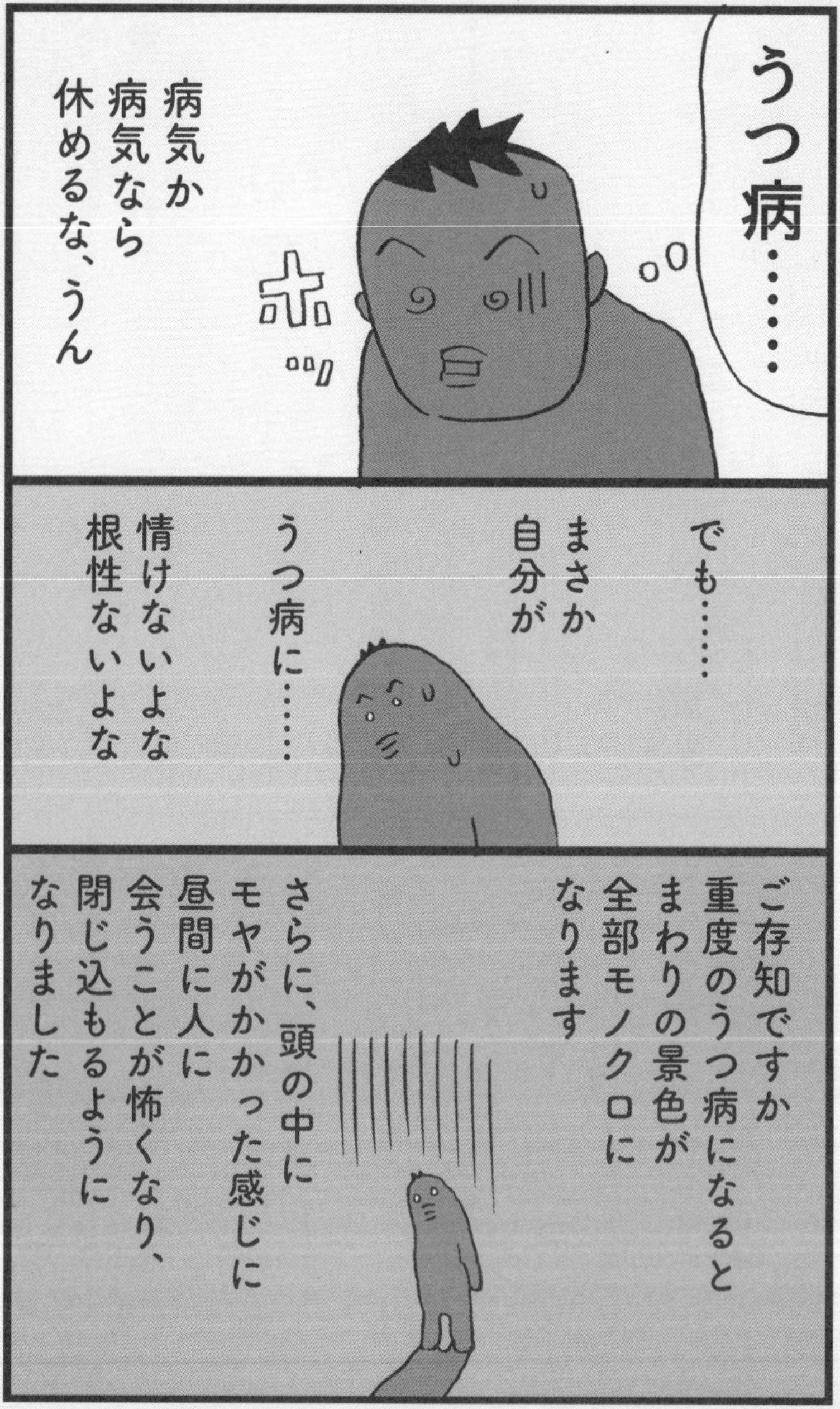
うつ病……
ホ
病気か
病気なら
休めるな、うん
でも……
まさか
自分が
うつ病に……
情けないよな
根性ないよな
ご存知ですか
重度のうつ病になると
まわりの景色が
全部モノクロに
なります
さらに、頭の中に
モヤがかかった感じに
昼間に人に
会うことが怖くなり、
閉じ込もるように
なりました

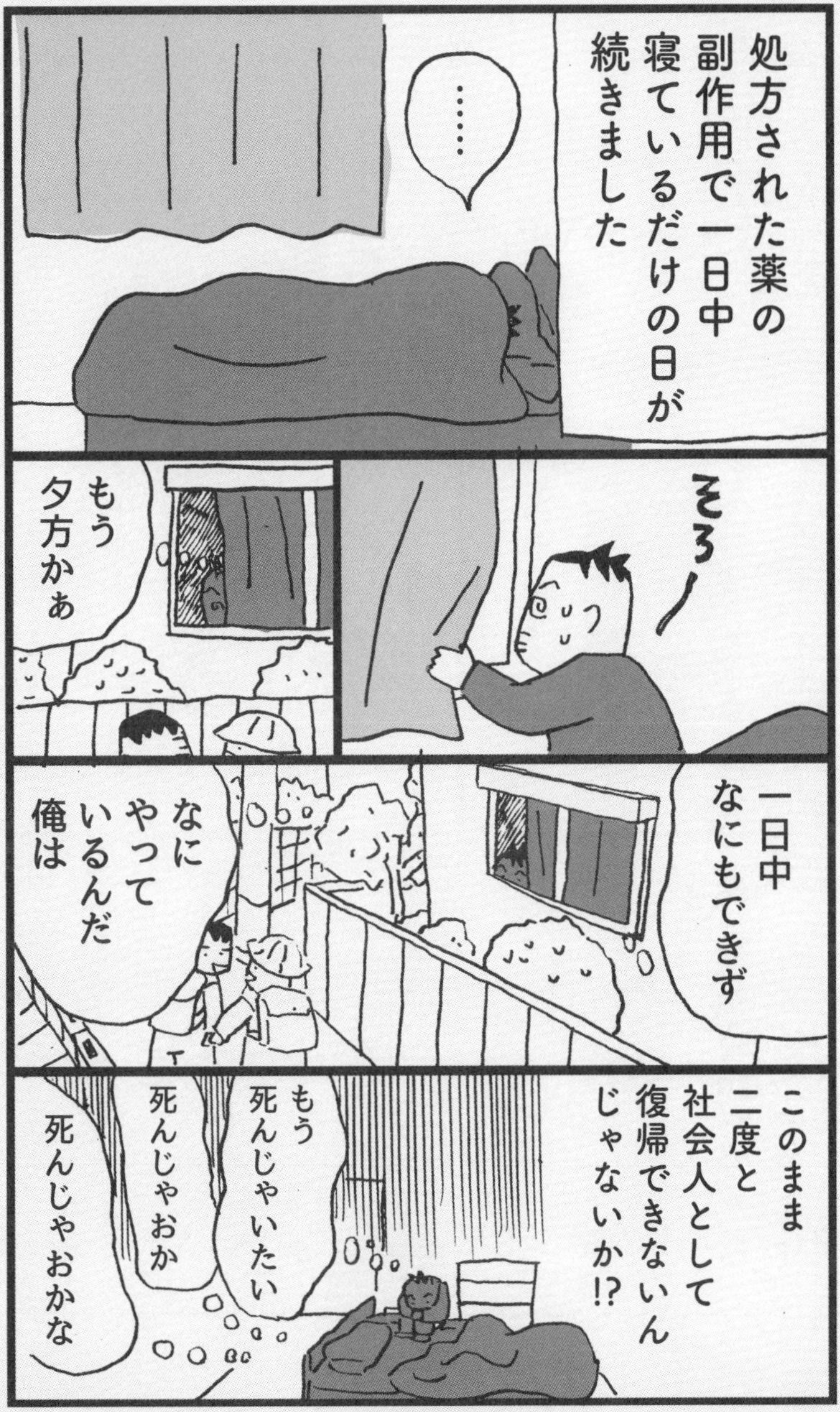

処方された薬の
副作用で一日中
寝ているだけの日が
続きました
……
そろ
もう夕方かぁ
一日中なにもできず
なにやっているんだ俺は
このまま二度と社会人として復帰できないんじゃないか!?
もう死んじゃいたい
死んじゃおか
死んじゃおかな

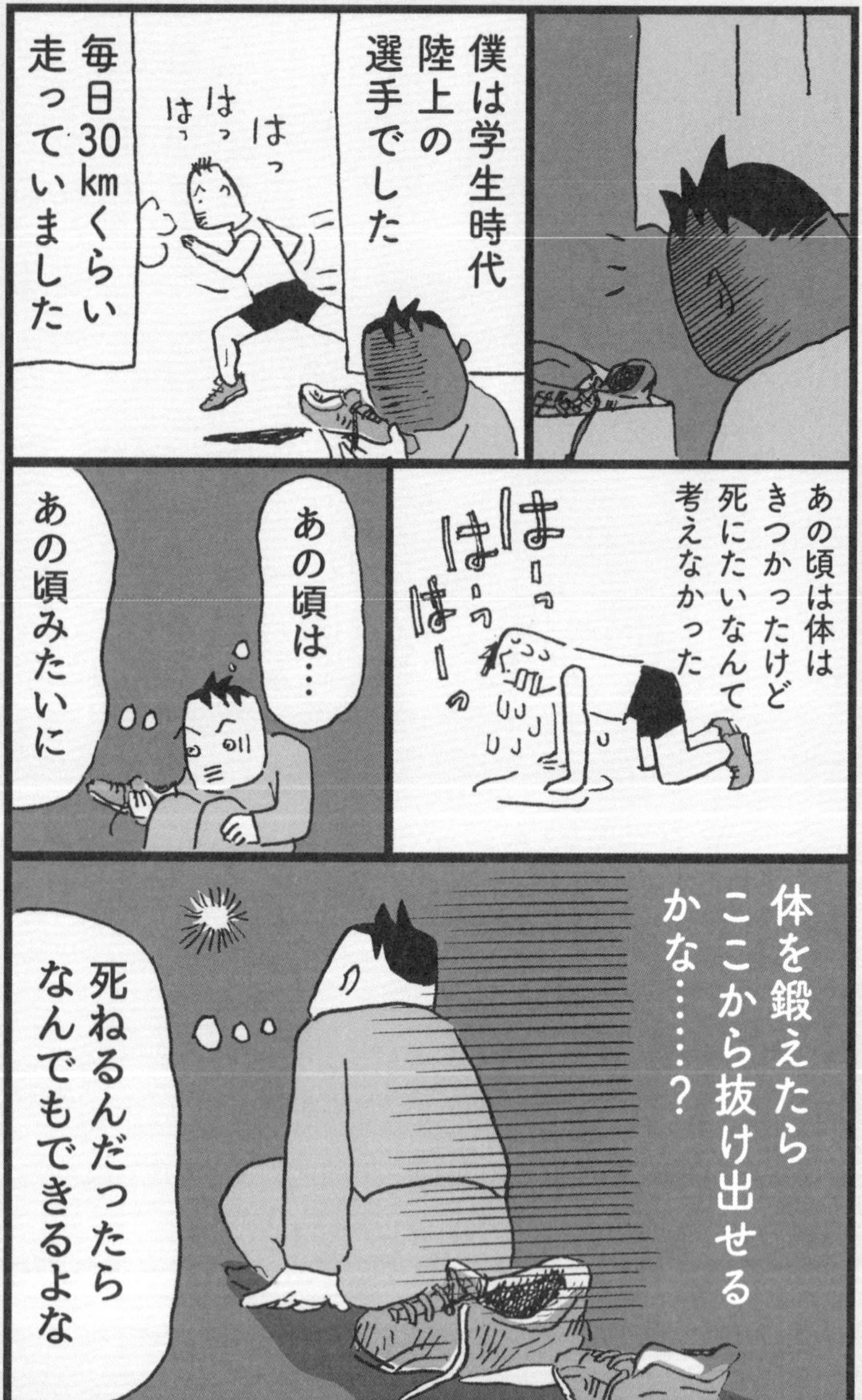

僕は学生時代
陸上の
選手でした
はっ
はっ
はっ
毎日30kmくらい
走っていました
あの頃は体は
きつかったけど
死にたいなんて
考えなかった
はーっ
はーっ
はーっ
あの頃は…
あの頃みたいに
体を鍛えたら
ここから抜け出せる
かな……？
死ねるんだったら
なんでもできるよな

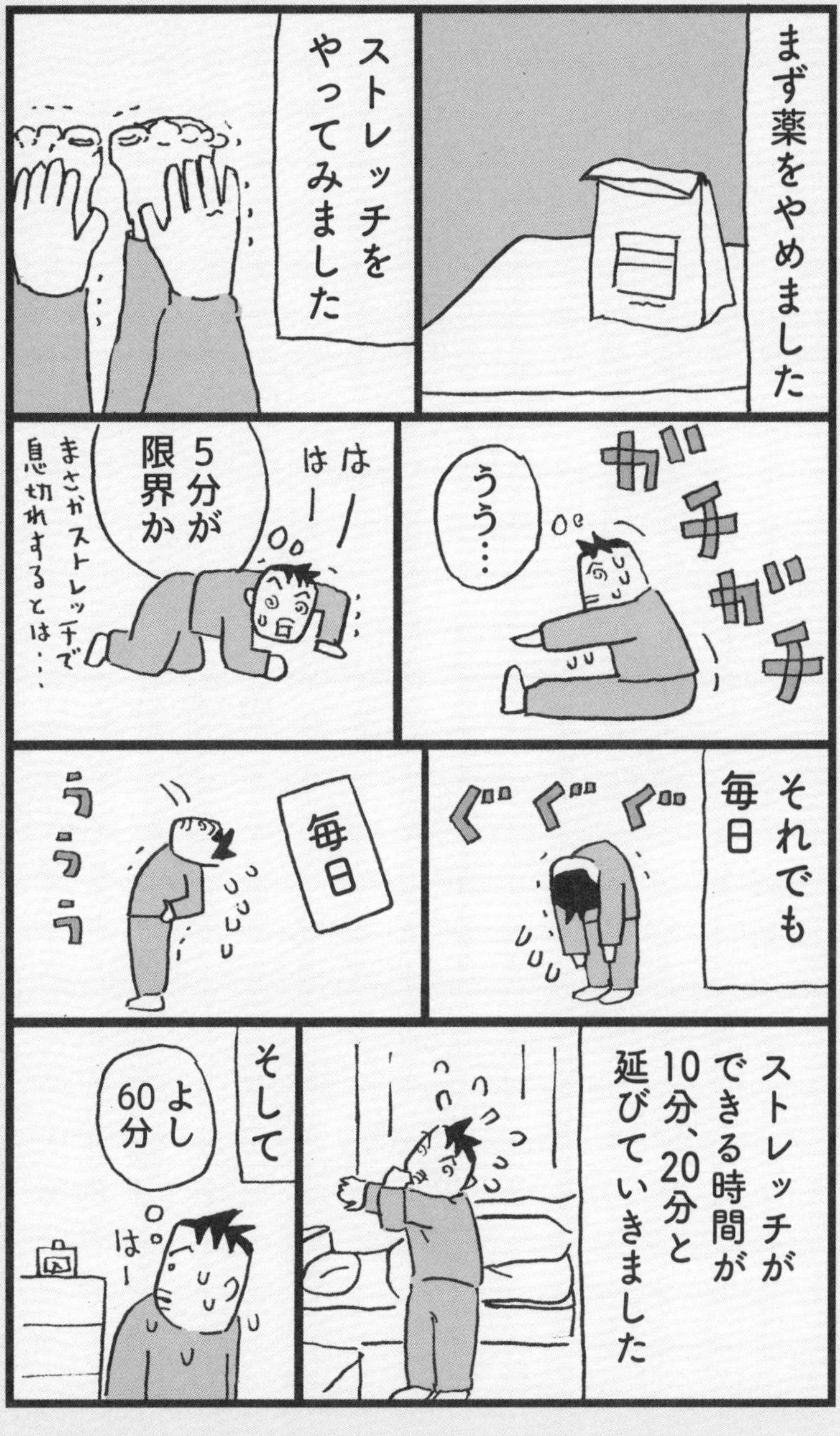
まず薬をやめました
ストレッチをやってみました
ガチガチ
うう…
はーー
5分が限界か
まさかストレッチで息切れするとは…
それでも毎日
ぐぐぐ
毎日
ううう
ストレッチができる時間が10分、20分と延びていきました
そして
よし60分
はー

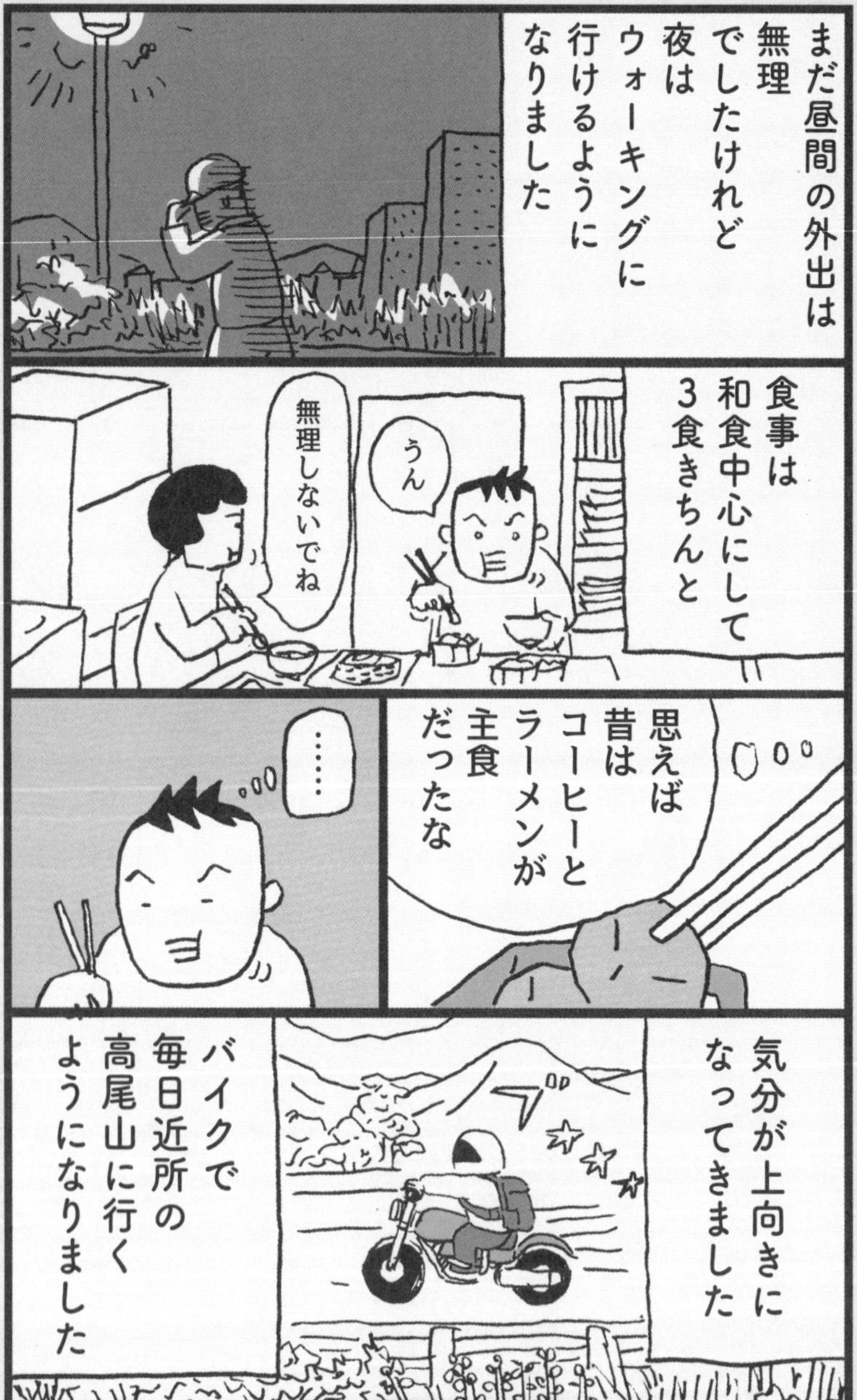
まだ昼間の外出は
無理
でしたけれど
夜は
ウォーキングに
行けるように
なりました
食事は
和食中心にして
3食きちんと
うん
無理しないでね
思えば
昔は
コーヒーと
ラーメンが
主食
だったな
……
気分が上向きに
なってきました
ブロロ
バイクで
毎日近所の
高尾山に行く
ようになりました

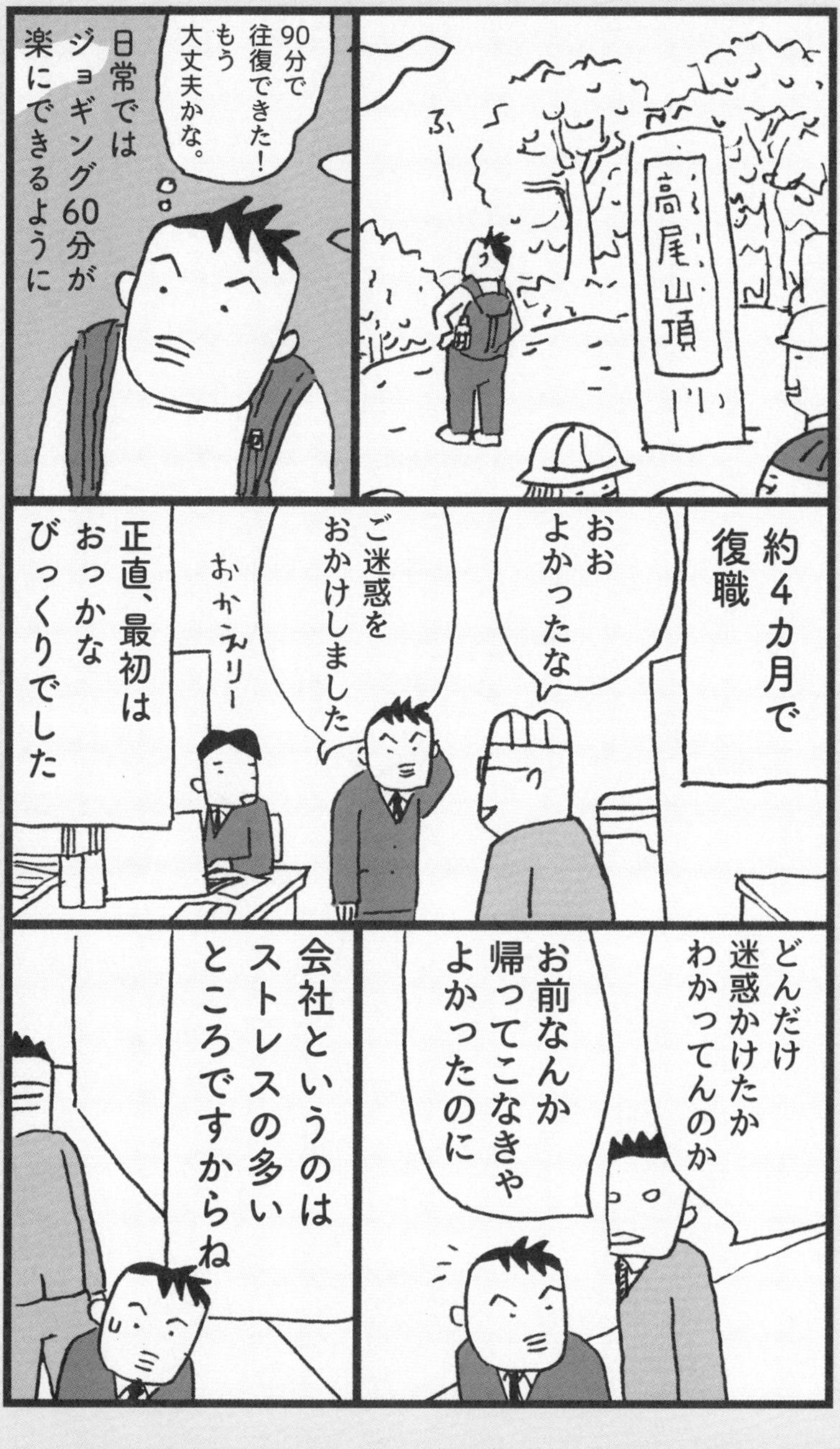
高尾山頂
ふー
90分で往復できた！もう大丈夫かな。
日常ではジョギング60分が楽にできるように
約4カ月で復職
おおよかったな
ご迷惑をおかけしました
おかえりー
正直、最初はおっかなびっくりでした
どんだけ迷惑かけたかわかってんのか
お前なんか帰ってこなきゃよかったのに
会社というのはストレスの多いところですからね

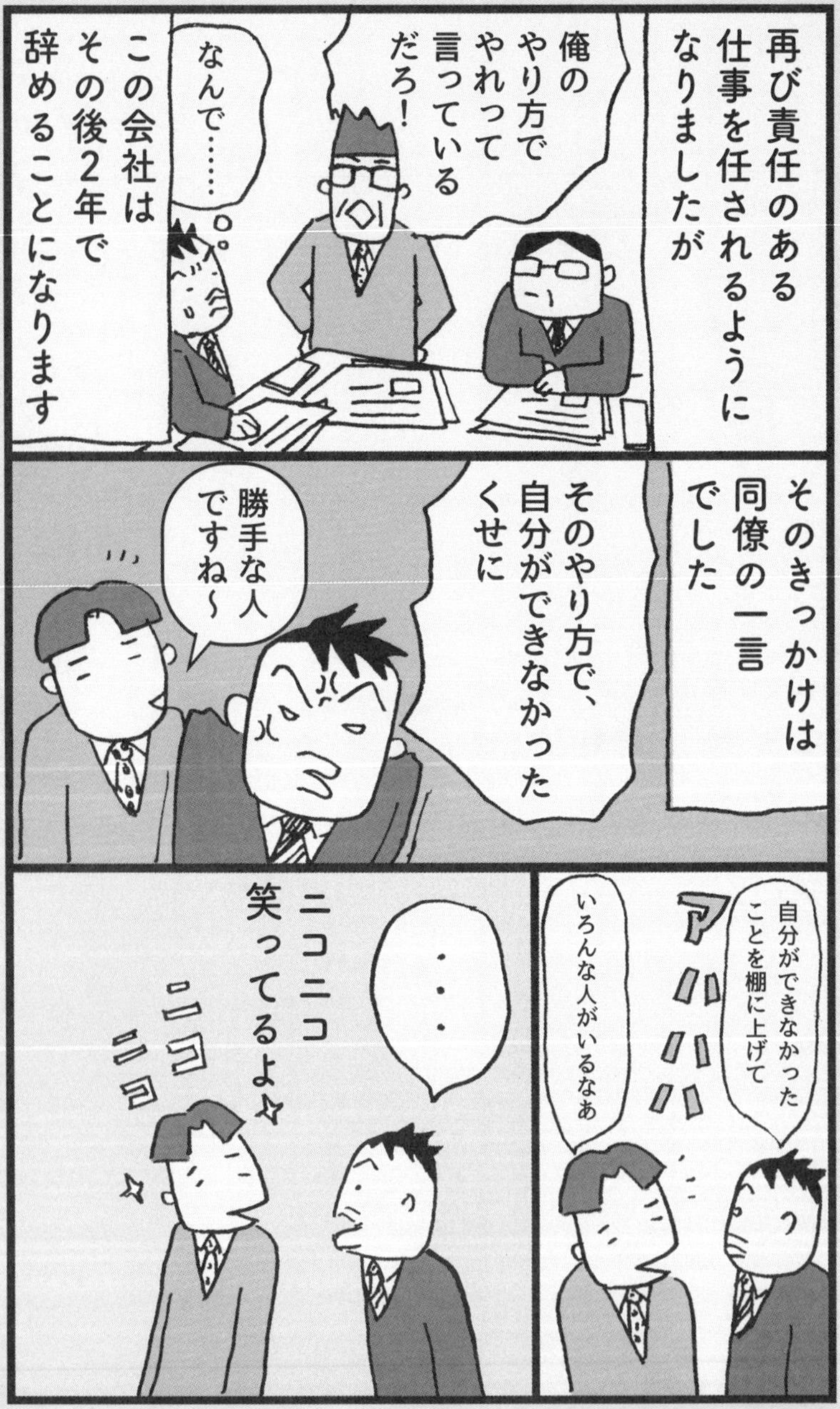
再び責任のある仕事を任されるようになりましたが
俺のやり方でやれって言っているだろ！
なんで……
この会社はその後2年で辞めることになります
そのきっかけは同僚の一言でした
そのやり方で、自分ができなかったくせに
勝手な人ですね～
自分ができなかったことを棚に上げて
アハハハ
いろんな人がいるなぁ
・・・
ニコニコ笑ってるよ
ニコニコ

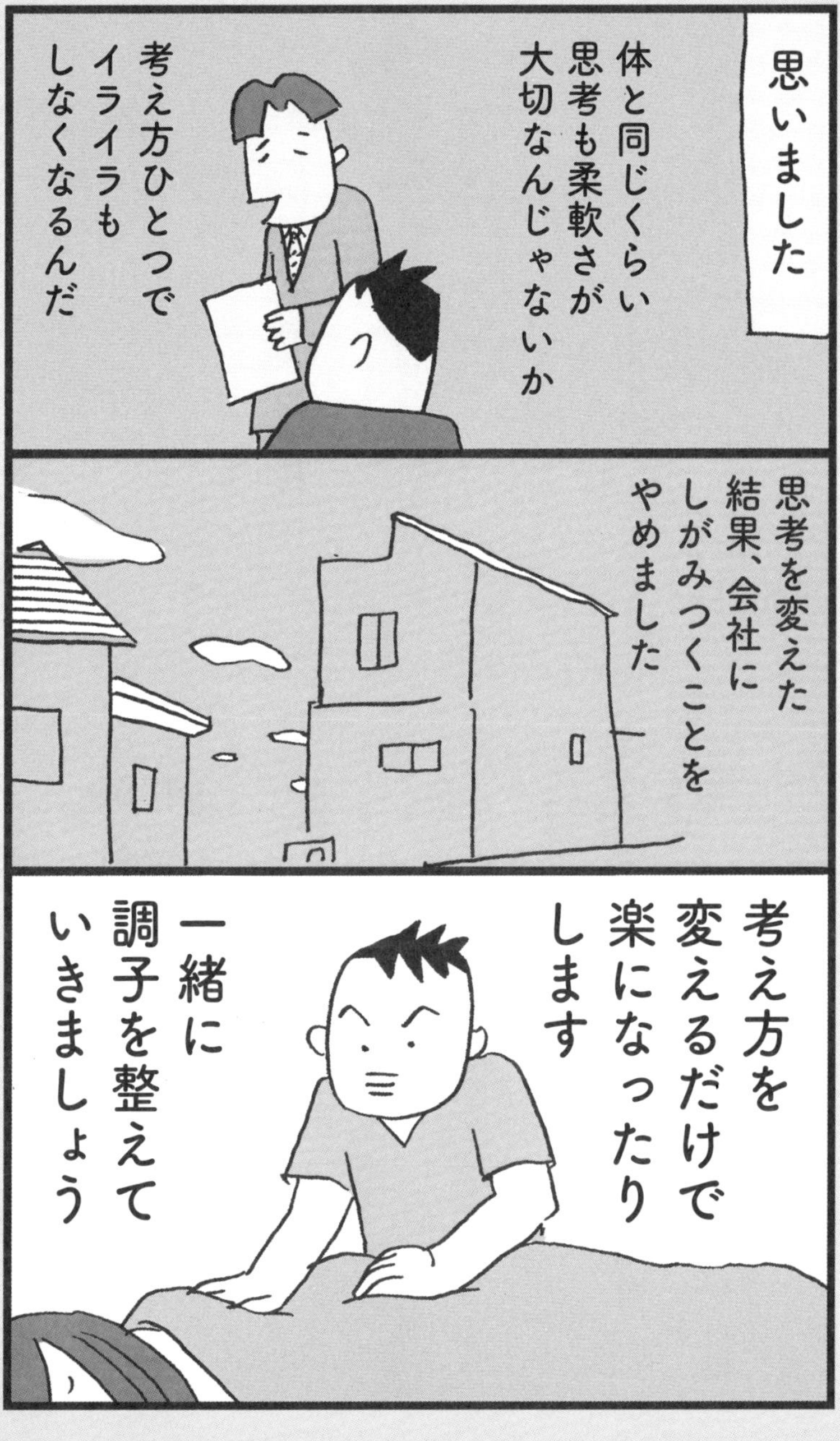
思いました
体と同じくらい思考も柔軟さが大切なんじゃないか
考え方ひとつでイライラもしなくなるんだ
思考を変えた結果、会社にしがみつくことをやめました
考え方を変えるだけで楽になったりします
一緒に調子を整えていきましょう

CONTENTS

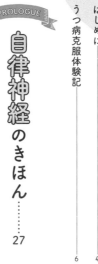

PART 2 日常のストレスを減らす思考法

仕事編

家庭編

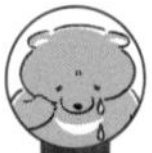

友人編

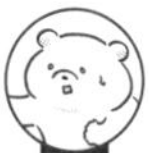

将来編

PART 3 自律神経を整えるセルフケア

PROLOGUE

自律神経のきほん

自律神経の働きが乱れると心身の不調が生まれる

自律神経は私たち人間の命を守るために重要な働きをしてくれています。ストレスに強いか弱いかも、この自律神経の働きが深く関係しています。

まずはそんな自律神経についてお話ししていきます。

人間はベッドから起き上がろうと思えば起き上がれますし、歩こうと思えば歩けます。これは自分の意思でコントロールできる運動です。これに対して、人間が生きていくためには自分の意思ではコントロールすることができない運動も必要です。それをつかさどるシステムが自律神経です。多くの方は、一般的に言われている自律神経という神経が体の中にあると思っていますが、そのような神経はありません。自分の意思ではコントロールできない運動を担当するシステムの総称ととらえてくださいね。

では、自分でコントロールできない運動とは？

たとえば、心臓を速く動かそうと思ってもできませんし、汗のかく量を半分にしようとか、血液の流れをよくして筋肉に送ろうとか、胃の働きをもっとよくしよう、などと思ってもできません。これらは自分の意思でコントロールできない運動なので不随意運動とも呼ばれます。

自律神経の働きには、活動したり、興奮したりしたときによく働く交感神経と、リラックスしているときによく働く副交感神経があります。この2つの神経は同時には働けないので、片方が働いているときは、もう片方は待機しています。

人間はこの2つの神経が必要に応じて入れ替わって働き、バランスを取りながら生命を維持しています。

しかし、現代は「自律神経のバランスが乱れる」人が多くなっています。これは交感神経ばかりが活発に働いている状態です。この状態が続くことで、巻頭でチェックしていただいたようなさまざまな不調を引き起こしています。

交感神経と副交感神経の特徴はほかにもあります。

交感神経はすばやくスイッチが入る神経。その逆にゆっくりスイッチが入るのが副交感神経です。交感神経のスイッチが入りやすいのは、人間が危険（ストレス）を察知したときにすぐにそれを回避して命を守るため。生存のために必要な機能です。危険回避の真っ最中に、副交感神経のスイッチが入ってしまったら危険を避けられず命を落とすことにも。だからゆっくりスイッチが入るのです。こうした生理的なメカニズムが根底にあります。そして、ストレスを受けるたびに頻繁に交感神経のスイッチが入ってしまい、バランスが崩されてしまうと、副交感神経がうまく働かなくなってしまいます。こうしたことが体の中で自然に行われているなんてすごいですよね。

しかし、機能が良好であれば問題ないのですが、いったん悪くなったときには自分ではコントロールできないゆえにやっかいです。間違っていただきたくないのは、交感神経が活発に働くことが悪いわけではなく、交感神経と副交感神経の働きのバランスが乱れてしまうことが問題なのです。まわりの環境に合わせて、交感神経と副交感神経の切り替えがスムーズであれば問題はありません。

交感神経と副交感神経の働き

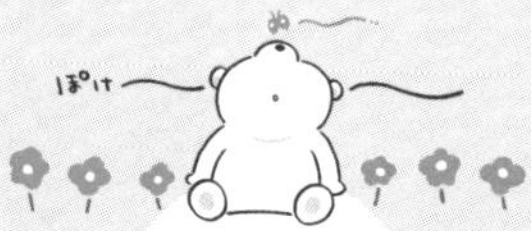

副交感神経
（休む神経）

おもに夜間の睡眠時、
休息・リラックス
しているときに働く

・血管拡張
・心拍数減少
・胃液の分泌を促進
・腸の働きを促進
・免疫力上昇
・回復（治癒力）

↔ スイッチが切り替わる

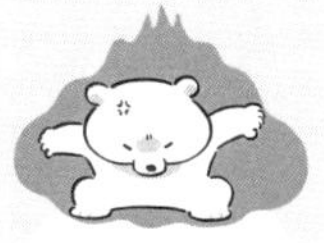

交感神経
（動く神経）

おもに日中の活動時や、
緊張したとき・
ストレスを感じた
ときに働く

・血管収縮
・心拍数増加
・胃液の分泌を抑制
・腸の働きを抑制
・免疫力低下
・痛みや症状

不規則な現代の生活では体は交感神経が働きっぱなし！

では、交感神経と副交感神経のバランスのいい状態とはどのような場合なのでしょうか。この2つの神経は同時に働くことができないので、通常は交互に働きます。それを一日の生活リズムで見てみましょう（左ページ参照）。

副交感神経はリラックスの神経です。2つの神経の働きを大きくとらえると、寝ているときは副交感神経が働きますが、朝目覚めると、だんだんと活動時の神経である交感神経が働き始めます。日中は交感神経がよく働き夕方に向かって少しずつ副交感神経が働き出して体は徐々にリラックスモードに。

現代人の生活はどうでしょうか？　真夜中まで起きて遅くまでスマホやパソコンを使っている、残業続きで睡眠時間が少ない、シフト勤務では昼夜逆転もある……これらはすべて交感神経を優位に働かせてしまう原因です。

2つの神経は同時に働けない

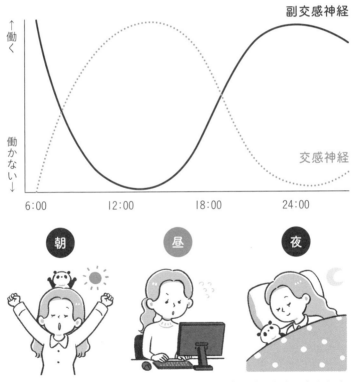

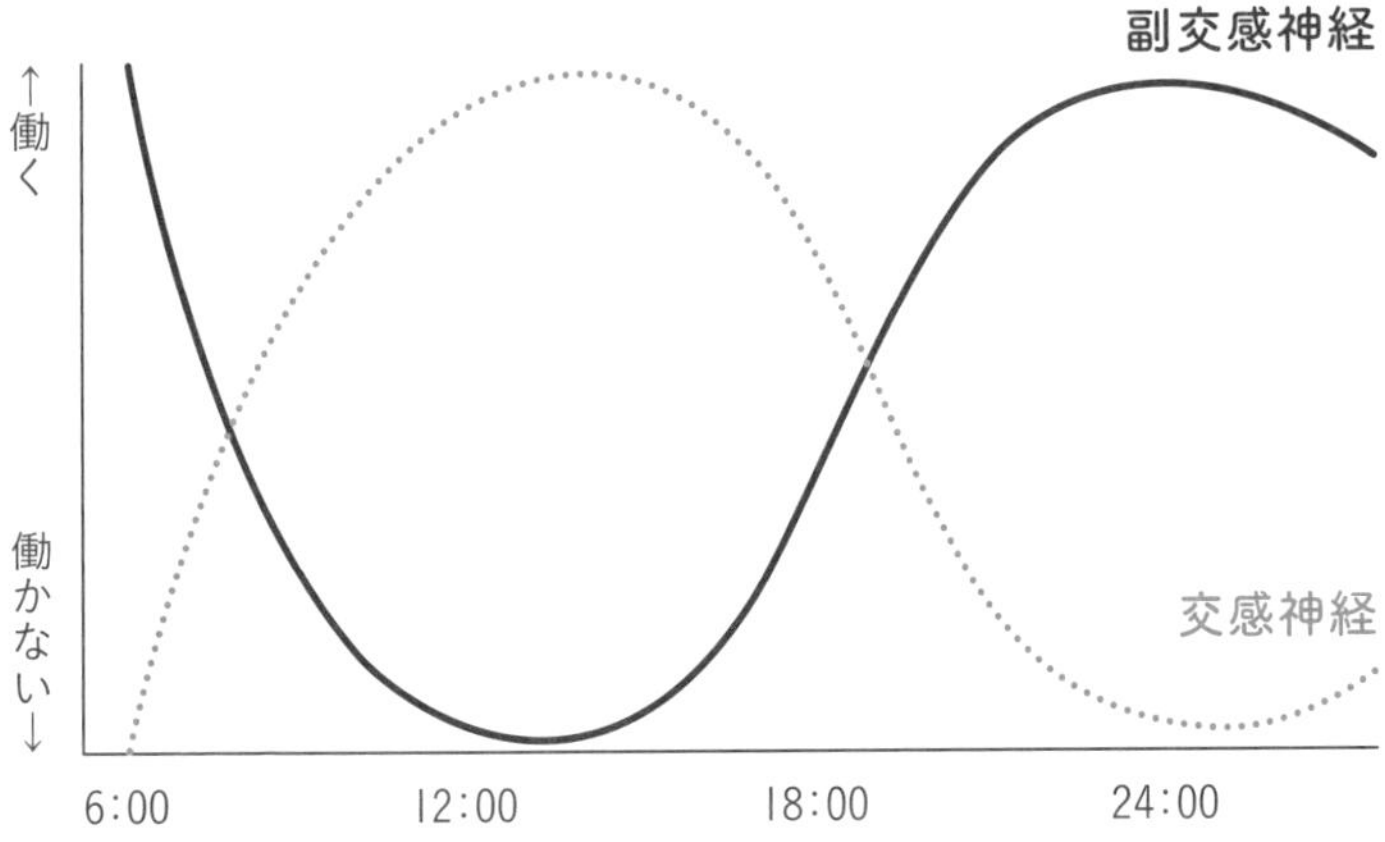

上図は交感神経と副交感神経の1日の動きを大きくとらえ、わかりやすく示したもの。厳密にいえば、日中にも、たとえば食後は副交感神経が働くなど、もっと細かく変化する。

毎日たまるストレスで自律神経は乱れる

現代はストレス社会です。ストレスは自律神経に影響を及ぼします。ストレスがあると体調を崩してしまうのは、自律神経の働きが乱れるから。自律神経を乱す原因のストレスは5つあります（左ページ参照）。人にはそれぞれストレスを受ける器がありますが、その大きさは人によって違います。ある人の器は大きく、ある人の器は小さい。器にどんどんストレスがたまっていくわけですが、その器からストレスがあふれ出てしまったときに、不調があらわれます。不調は突然あらわれるのではなく、徐々にたまっているのです。

私は、自律神経症状に悩み、私の整体院に施術を受けにいらっしゃる方には必ずこの話をしています。不調が出にくい人は、たまっていくストレスを自分なりの方法でくみ出すことができる人だと言えますね。

自律神経に影響する5つのストレス

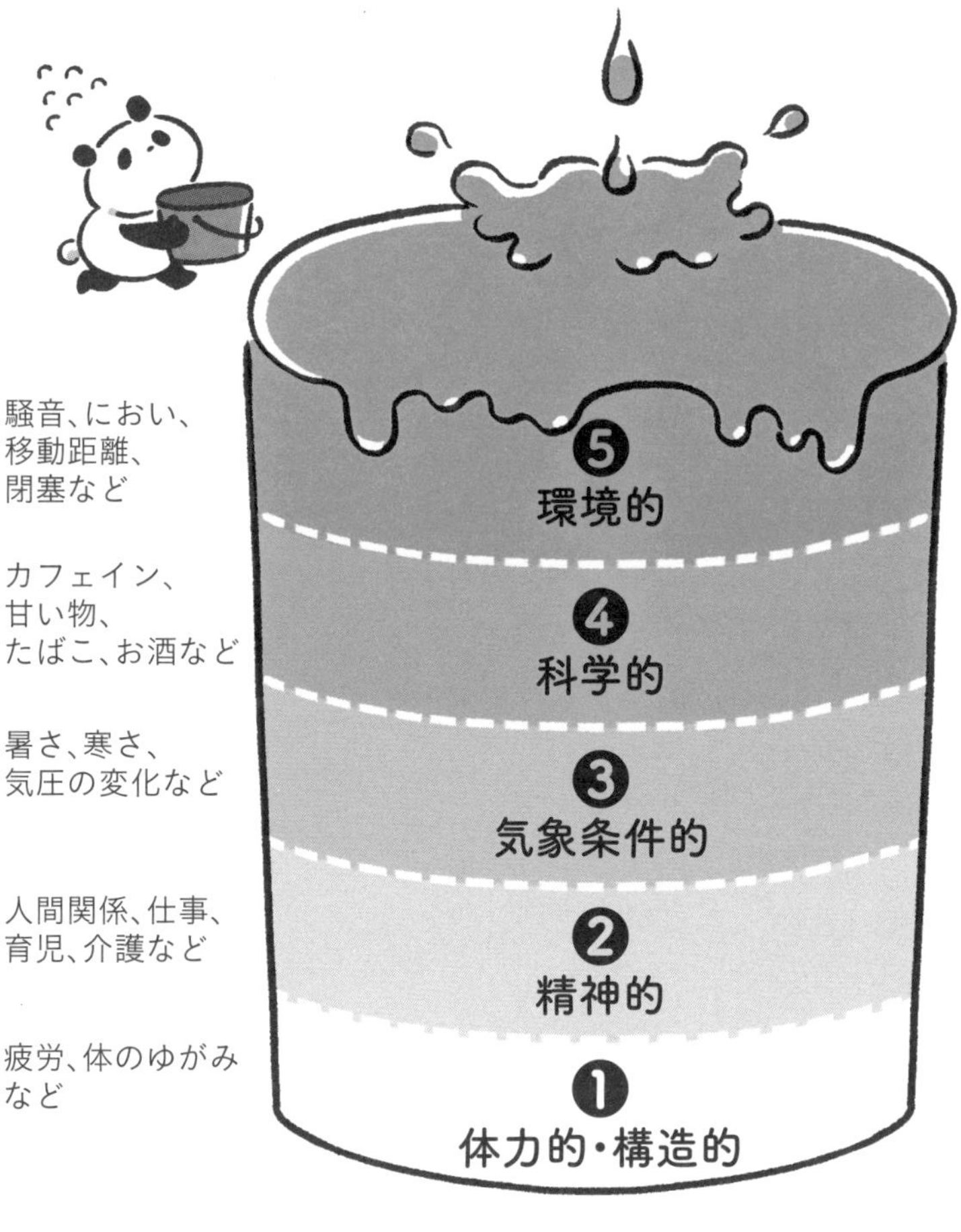

頭の中を切り替えて自律神経を整える

前ページで紹介した5つのストレスの中でも、精神的なストレスがきっかけとなり心身の不調につながるケースは多いものです。現代を生きるうえで精神的なストレスと無縁でいることはできません。仕事でうまくやっていけるか、家族や友人たちとの関係、将来への不安などなど……。大なり小なり多くの方が精神的なストレスを抱えているはずです。

現在、精神的ストレスから心身の不調に悩む方とかかわっていますが、整体師として体からのアプローチを施しています。と同時に、さまざまなお話を聞くことも多く、私自身の体験も織り交ぜながら、考え方のくせを変え、精神的なストレスをコントロールする方法をお伝えしています。

体の不調を訴えにやってくる方の多くは、精神的な悩みも抱えています。このときにお話しするのが、「悩むこと」と「考える」ことの違いです。「考える」の意味は結論を導き出すこと。一方「悩む」の意味は「決めかねたり解決の方法が見い出せず、心を痛めること」。つまり、結論が出ないことが悩みとなり、これが精神的なストレスになって、自律神経を乱します。

では、考えるためには、どうしたら?

結論が正しいかどうか気にしないで、間違ってもいいので結論を出すことです。結論が出れば、それに向けて行動できるようになるかもしれません。結論を出して「悩む」から「考える」に切り替える習慣を持つことは精神的ストレスの軽減を助けることになります。

もうひとつ頭の中を切り替える方法についてお話しするのが、ストレスを感じたときに「楽しいこと、好きなこと、リラックスできること」を思い浮かべること。「な~んだ」と思われるかもしれませんが、整体師としての私自身の経験から言ってもこれはとても効果があります。

精神的なストレスを抱えている人に、その対処法として「ストレスになることを考えないように」というものがありますが、それは脳のしくみから言っても無理なことです。これを理解するために体験していただきたいのが「みかんとりんごの実験」です。

❶頭の中に「みかん」を思い浮かべないでください

きっと、みなさんの頭の中には、みかんが思い浮かんだはずです。次に、

❷頭の中に「りんご」を思い浮かべてください

りんごが浮かびましたよね。このとき「みかん」は頭から消えたはずです。

私が言いたかったのは、思い浮かべないでくださいと言った「みかん」がストレスだとすると、それを消すためには「りんご」、つまり別のことを思い浮かべる必要があるということ。その別のことが「楽しいこと、好きなこと、リラックスできること」です。これで体はリラックスします。リラックスは副交感神経の働きなので、交感神経がお休みできて体は回復します。

ストレスになることが頭に浮かんで来たら、好きなことなどを頭に浮かべ、無理やり頭を切り替えましょう。リラックスするためのトレーニングだと思ってこれを習慣化することで、自律神経の症状が軽くなっていくはずです。

考え方のくせを変えれば精神的ストレスが軽くなる

自律神経を整えるためには頭の切り替えが大事、ということはおわかりいただけましたね。巻頭コミックでも紹介したように、私はうつ病を自力で治したのですが、その際に精神的なストレスを減らすためには、自分自身の考え方が大きく左右することも学びました。同じものを見たり、同じ出来事に出合ったりしても、私はそれにイライラし続けて体調を崩すのに、ある人は上手にやり過ごし健康に過ごせる、この違いは何か?を考えてみたら、自分が持つストレスを生み出してしまう考え方のくせに気づきました。そこで、ストレスにならない考え方を自分の中で作り出すことを心がけたのです。自分の中に考え方の引き出しをたくさん持つというイメージです。そうすることで、このストレスの場合にはこう考えればいいと、心が軽くなる考え方を見つけ出すことができるようになりました。考え方は変えることができるのです。

　精神的ストレスを抱える方と話をしていると、昔の私のように、ストレスを生み出す考え方をしてしまうことで自分自身を追い込んでいる傾向があるように感じます。考え方のくせと言ってもいいかもしれません。そうした方には、施術だけでなく、考え方のトレーニングをきちんと順を追って行います。考え方が変わることで心が軽くなり、同時にさまざまな不調がなくなるケースは少なくありません。考え方で体は大きく反応します。

　ストレスを作り出してしまう考え方のくせには10パターンあり、この傾向が強ければ強いほどストレスも強くなります。「私は大丈夫」と思っている方でも、この10のパターンにあてはまる人は、少しずつ自律神経を乱している可能性があります。

　パート1では、この10の思考のくせがどのようなものかを見ていくことにします。

PART 1

自律神経を乱す考え方のくせ

ストレスを生み出す10の認知のゆがみ

ストレスを生み出す考え方のくせは、アメリカの精神科医デビッド・D・バーンズ博士が唱える認知療法の「認知のゆがみ」のことです。簡単に言うと、ネガティブな感情につながってしまう偏った考え方を指します。代表的な認知のゆがみは10パターンあり（44・45ページ参照）、10の思考のくせの特徴をつかんでいただくために漫画で解説しています。

考え方のくせというのは誰にでもあるものです。しかし、あまりにも偏った考え方ではささいなことで落ち込んだり、心がつらくなったりして大きなストレスになります。

精神的なストレスを抱えがちという人は、まずは自分がどんな考え方のくせを持っているのか知ることからはじめてみましょう。

考え方がストレスを生んでいる

出来事（ストレスになる出来事）

↓

とらえ方・考え方（認知のゆがみ）

↓

反応（感情）

憂うつ、不安、怒り、罪悪感、恥、悲しい、困惑、興奮、おびえ、いらだち、心配、パニック、不満、うんざり、傷ついた、失望、焦り、屈辱感など

同じ出来事に遭遇しても、物事のとらえ方や考え方は人それぞれ。たとえば失敗をしたとします。「自分はだめだ」と考えてしまう人がいる一方、さほど気にせず落ち着いている人もいます。これは考え方やとらえ方のくせです。こうした考え方やとらえ方の偏りが強い（認知のゆがみ）と、マイナスの感情や思考が強化され、ストレスを生みやすくなります。

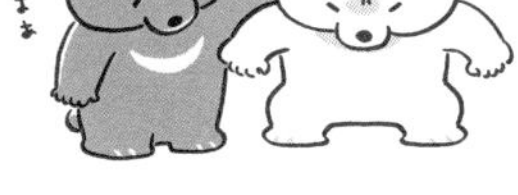

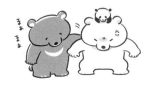

10の思考のくせ

	認知のゆがみ	口ぐせの例
思考のくせ 1	全か無か思考／二分思考	「絶対に○○だ」 「完全に○○だ」 「いつも○○だ」
思考のくせ 2（対人編）	一般化のしすぎ	「みんな○○に違いない」
思考のくせ 2（対物事編）	一般化のしすぎ	「いつも○○だ」 「すべて○○だ」 「うまくいったためしがない」
思考のくせ 3	心のフィルター	「どうせ○○」 「いいことはひとつもない」
思考のくせ 4	マイナス化思考	「○○はお世辞だ」 「○○は偶然だ」 「○○はまぐれだ」
思考のくせ 5	結論の飛躍	「○○に決まっている」

本書では認知のゆがみを思考のくせ、考え方のくせと表現しています。代表的な10の認知のゆがみを下表にまとめました。表にある口ぐせを参考にすると、自分の思考のくせに気づきやすくなります。

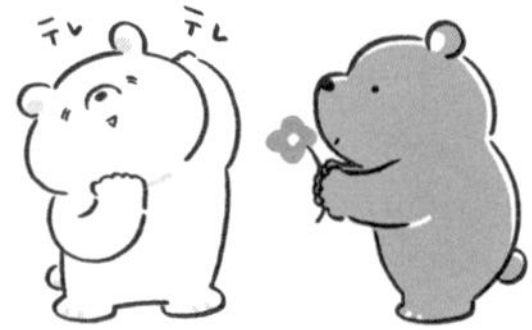

	認知のゆがみ	口ぐせの例
思考のくせ 6	拡大解釈と過小評価	小さなミスをして「だから自分は全部だめなんだ」 ほめられて「そんなことはない」
思考のくせ 7	感情的決めつけ	「気分がのらないから○○だ」 「そう感じるから○○に決まっている」
思考のくせ 8	すべき思考	「○○すべき」 「○○しなければならない」 「○○は当たり前」
思考のくせ 9	レッテル貼り	「私は○○だ」 「あなたは○○だ」 「自分は負け組だ」
思考のくせ 10	個人化（自己関連付け）	「すべて、私が悪い」 「あのとき、私が○○すれば」

思考のくせ 1

0か100か、物事を両極端に分けて決めつける思考

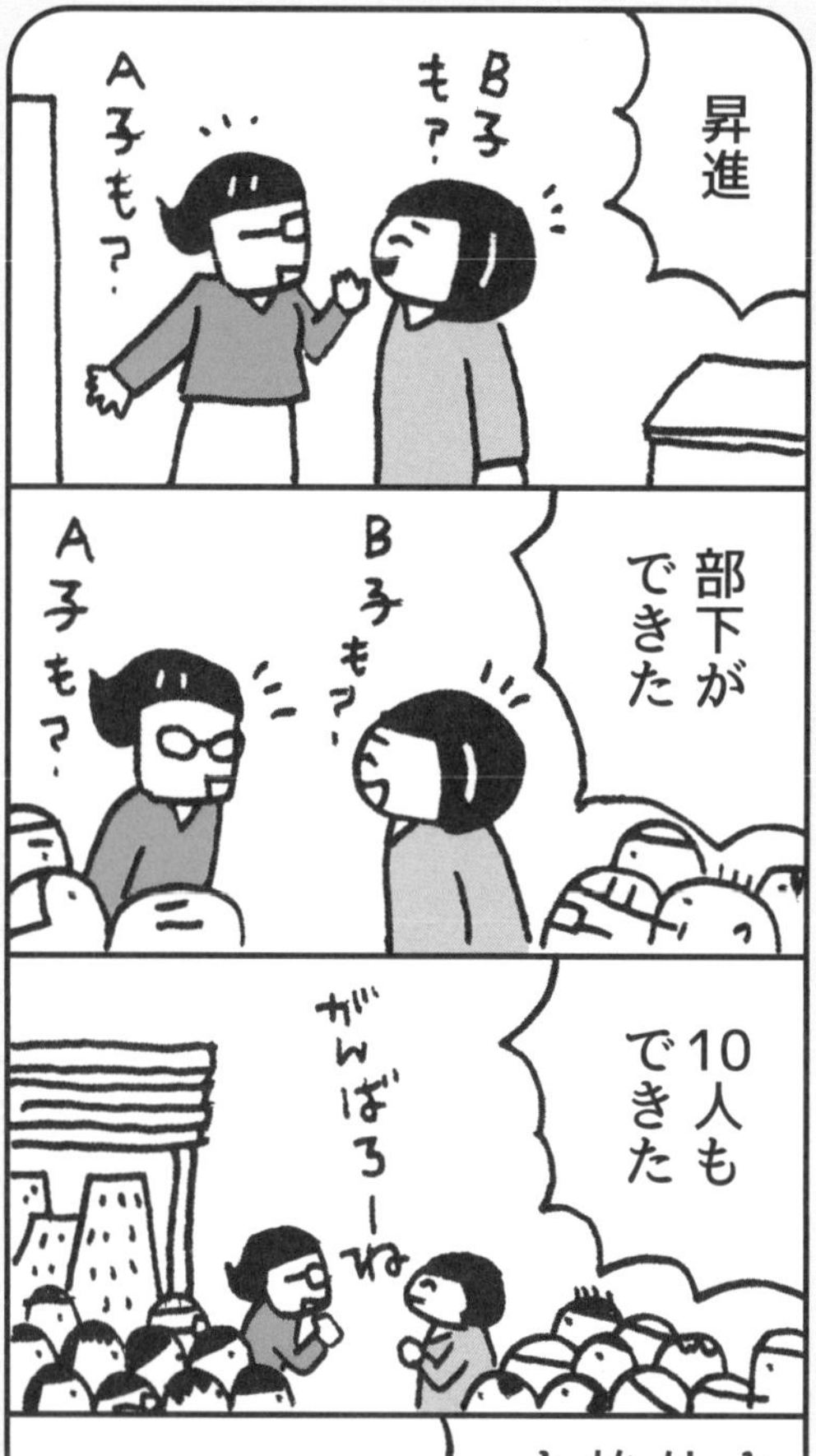
昇進
B子も？
A子も？
部下ができた
B子も？
A子も？
10人もできた
がんばろーね
さあ仕事を始めよう

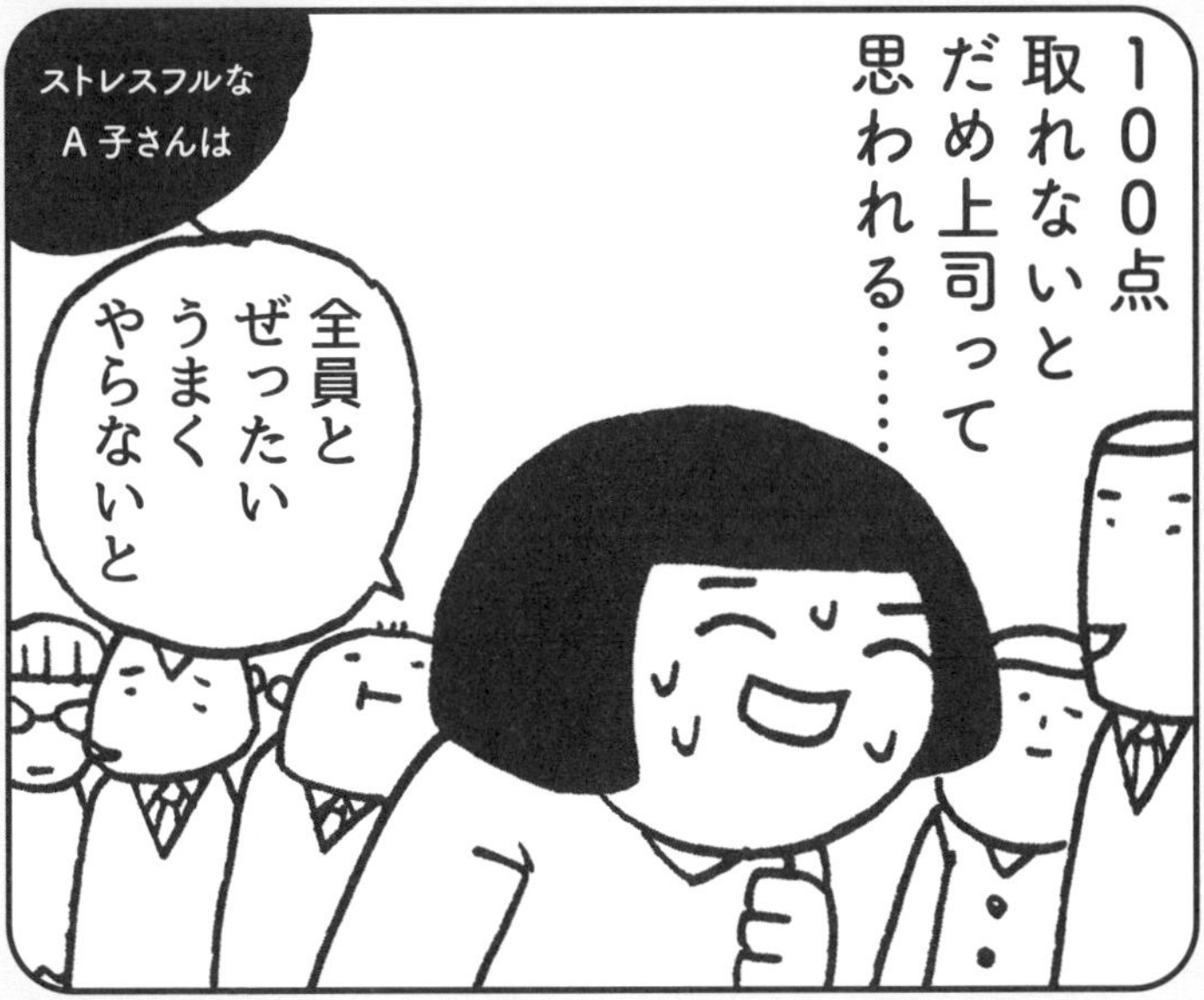
ストレスフルなA子さんは
100点取れないとだめ上司って思われる……
全員とぜったいうまくやらないと

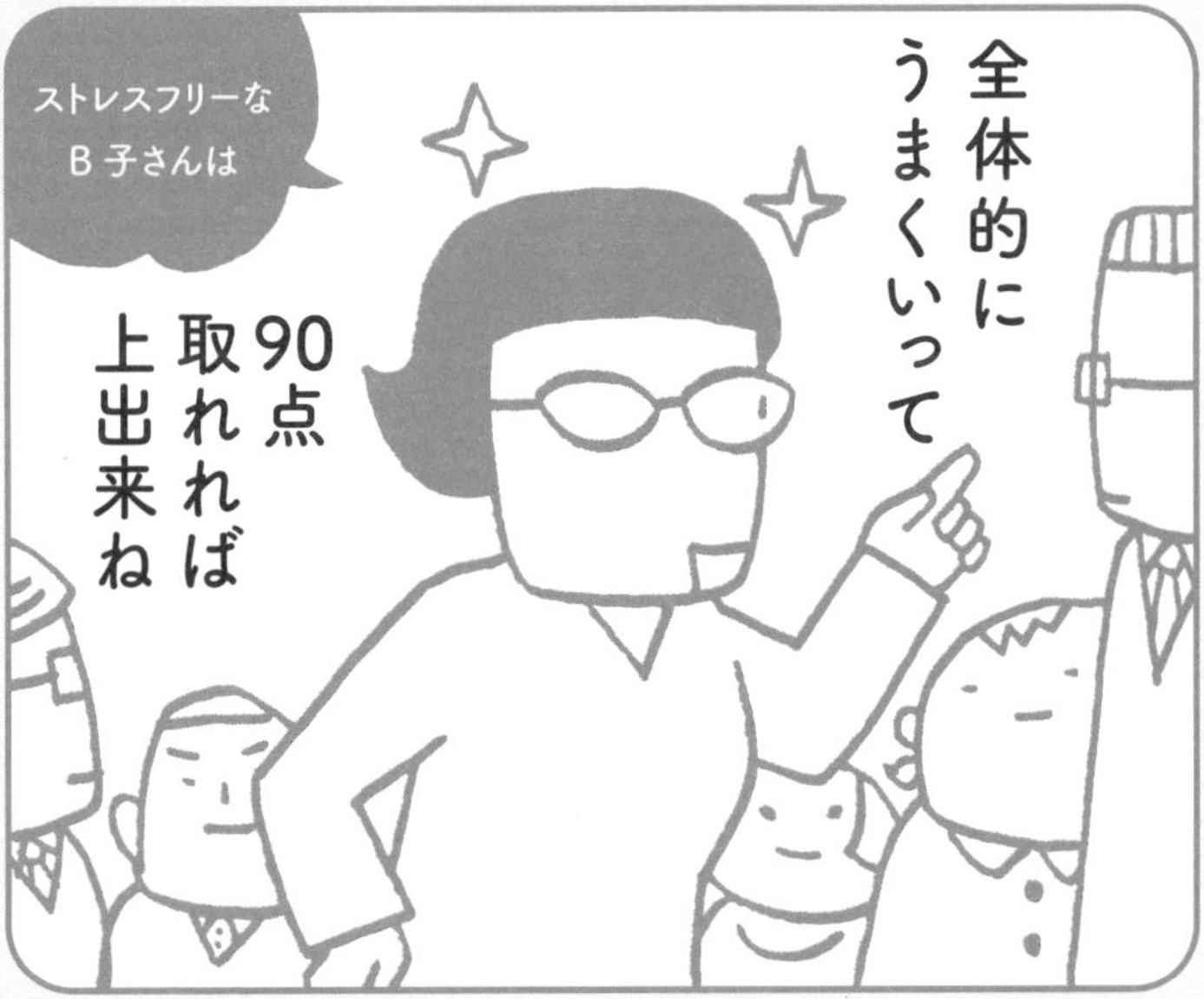
ストレスフリーなB子さんは
全体的にうまくいって
90点取れれば上出来ね

思考のくせ 2

対人編 ひとつの出来事だけでみんな同じと決めつける思考

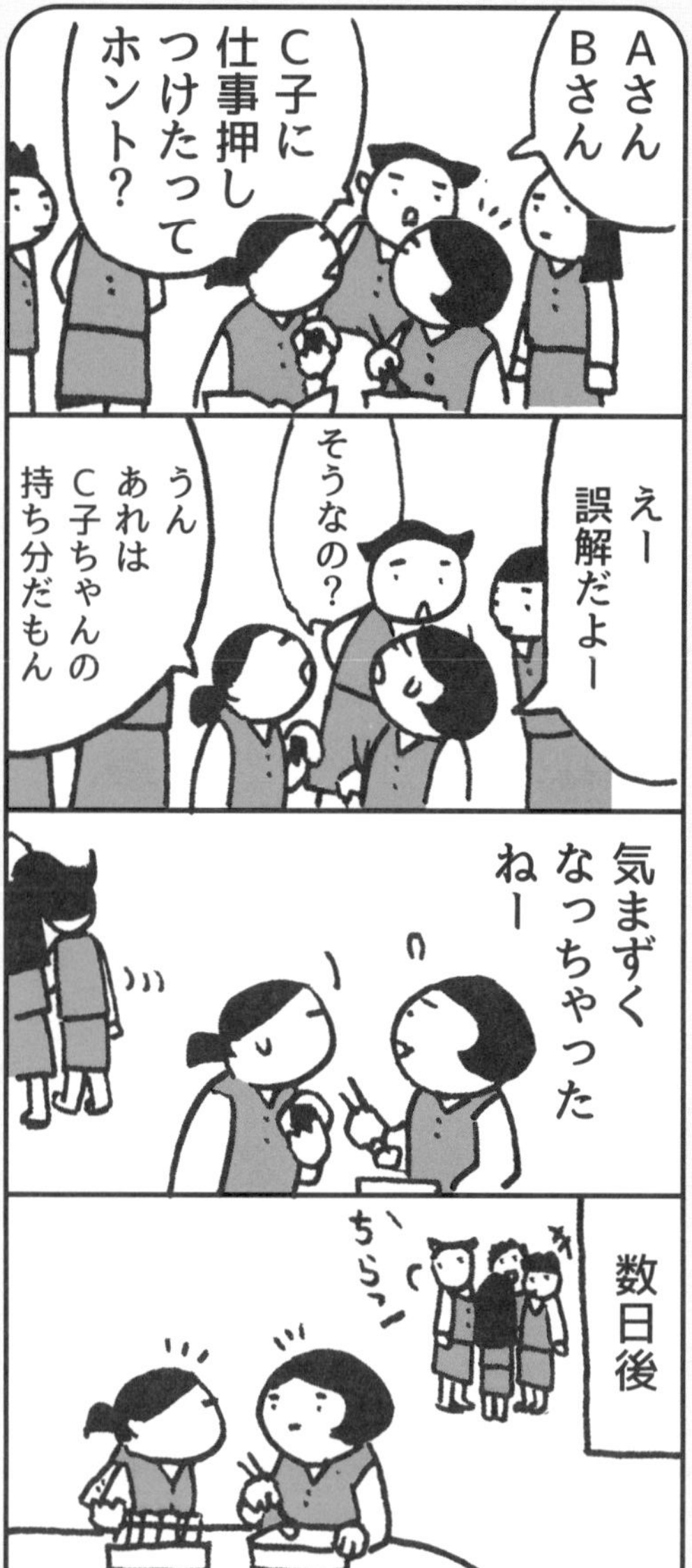

Aさん Bさん
C子に仕事押しつけたってホント？
えー誤解だよー
そうなの？
うん あれはC子ちゃんの持ち分だもん
気まずくなっちゃったねー
数日後
ちらっ

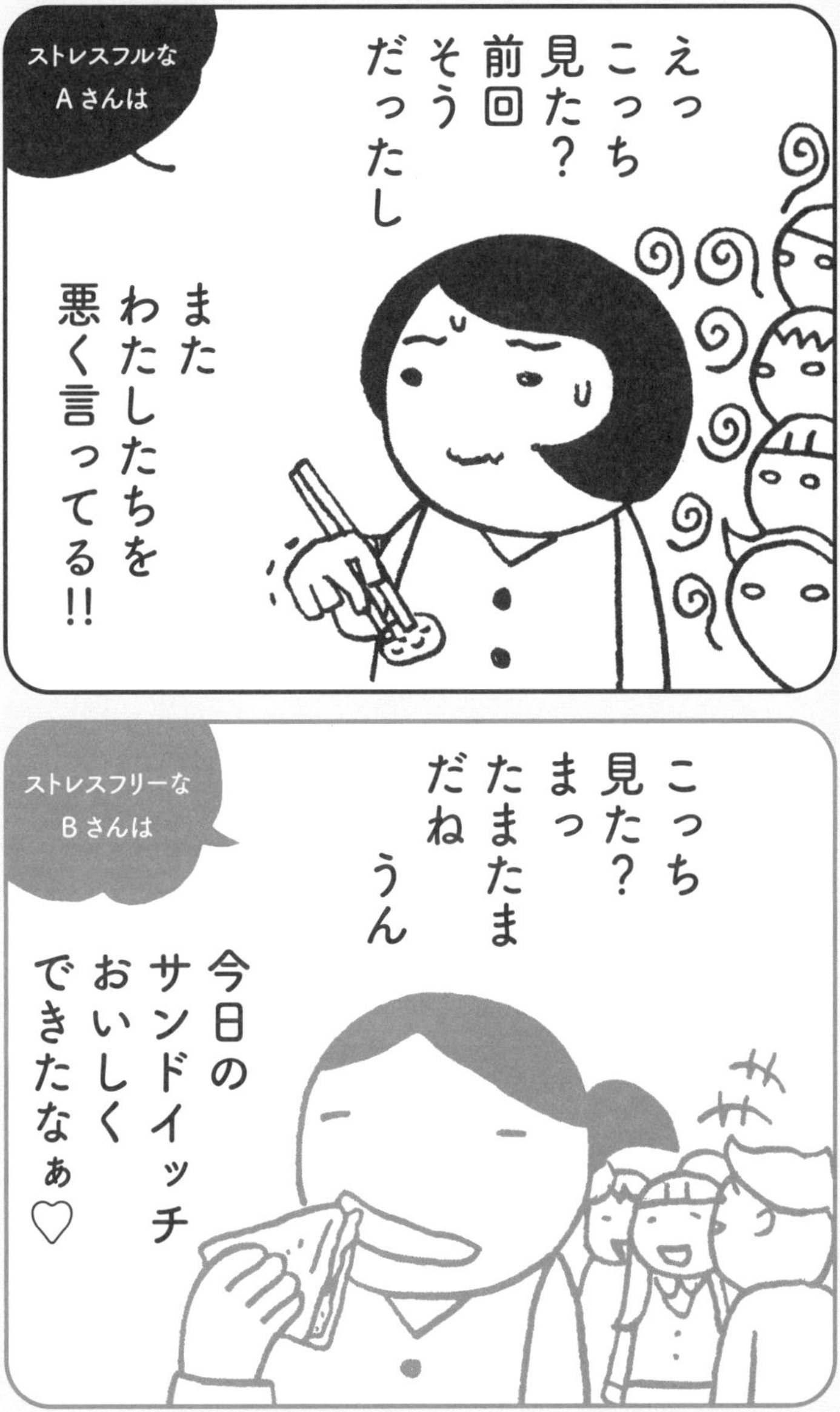
ストレスフルな
Aさんは
えっ
こっち見た？
前回そうだったし
また
わたしたちを
悪く言ってる!!
ストレスフリーな
Bさんは
こっち見た？
まっ
たまたまだね
うん
今日の
サンドイッチ
おいしく
できたなぁ♡

思考のくせ 2

対物事編

1度や2度起きただけの悪いことを「いつも起こる」と決めつける思考

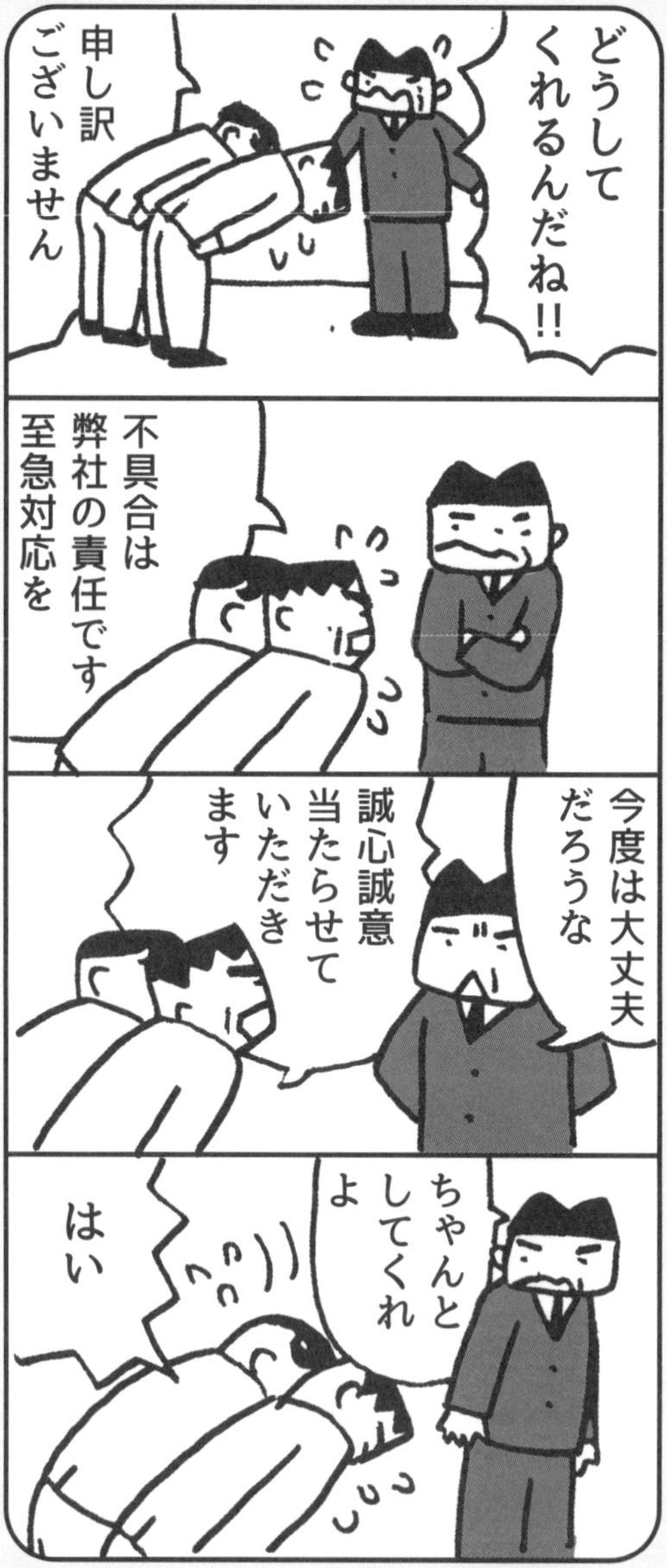
どうしてくれるんだね!!
申し訳ございません
不具合は弊社の責任です
至急対応を
今度は大丈夫だろうな
誠心誠意当たらせていただきます
ちゃんとしてくれよ
はい

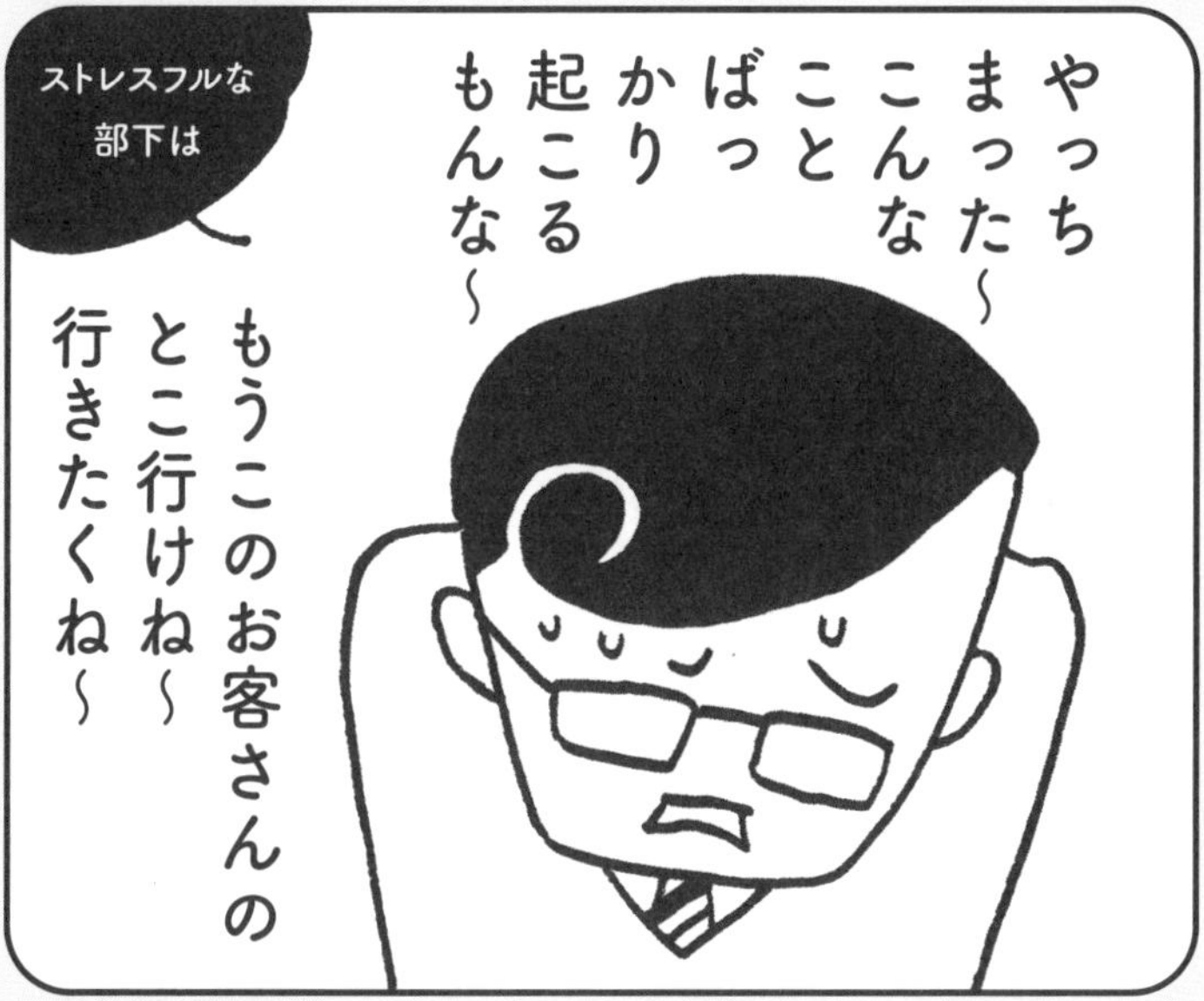
ストレスフルな部下は
やっちまった〜
こんなことばっかり起こるもんな〜
もうこのお客さんのとこ行けね〜行きたくね〜

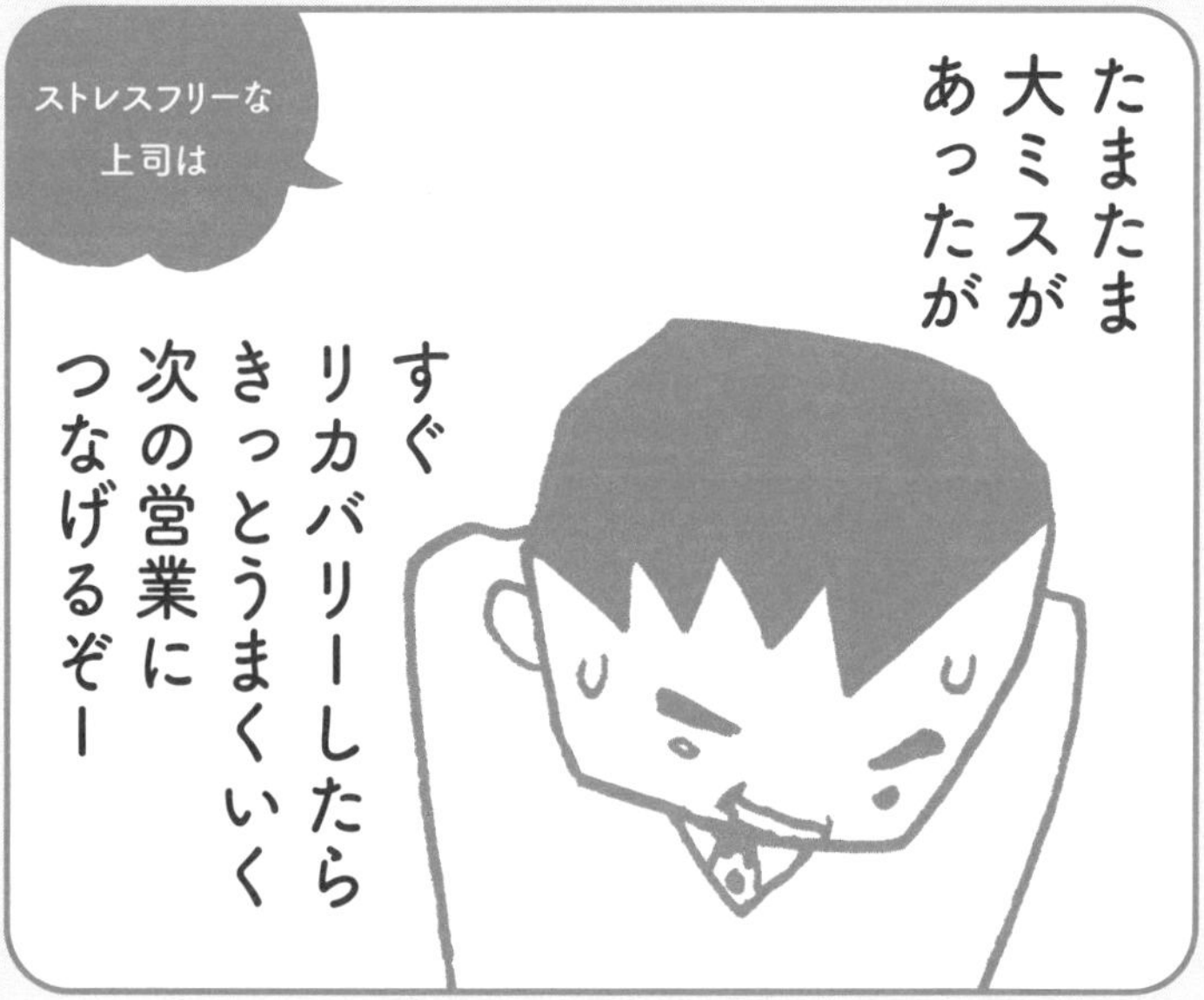
ストレスフリーな上司は
たまたま大ミスがあったが
すぐリカバリーしたらきっとうまくいく
次の営業につなげるぞー

思考のくせ

3

よい面を無視して悪い面だけをとらえる思考

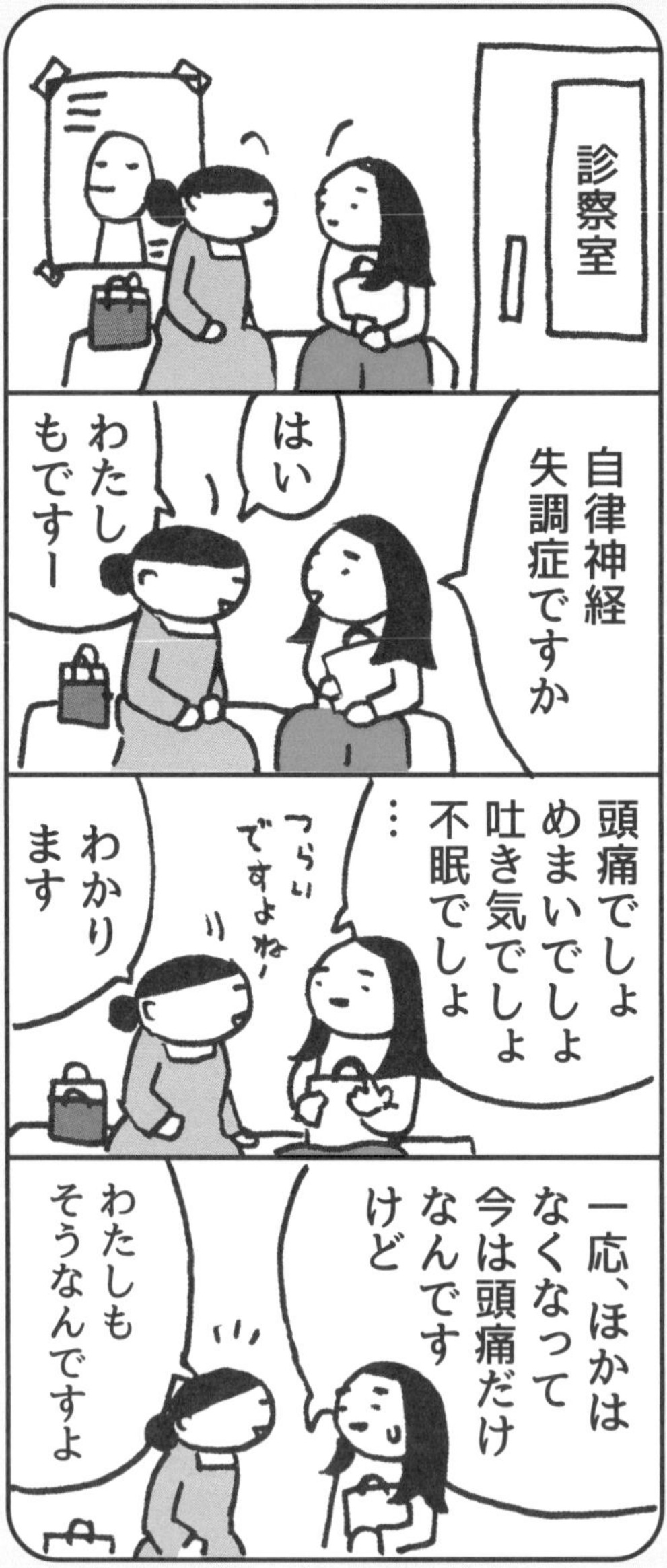

診察室
自律神経失調症ですか
はい
わたしもですー
頭痛でしょ めまいでしょ 吐き気でしょ 不眠でしょ…
つらいですよね!
わかります
一応、ほかはなくなって今は頭痛だけなんですけど
わたしもそうなんですよ

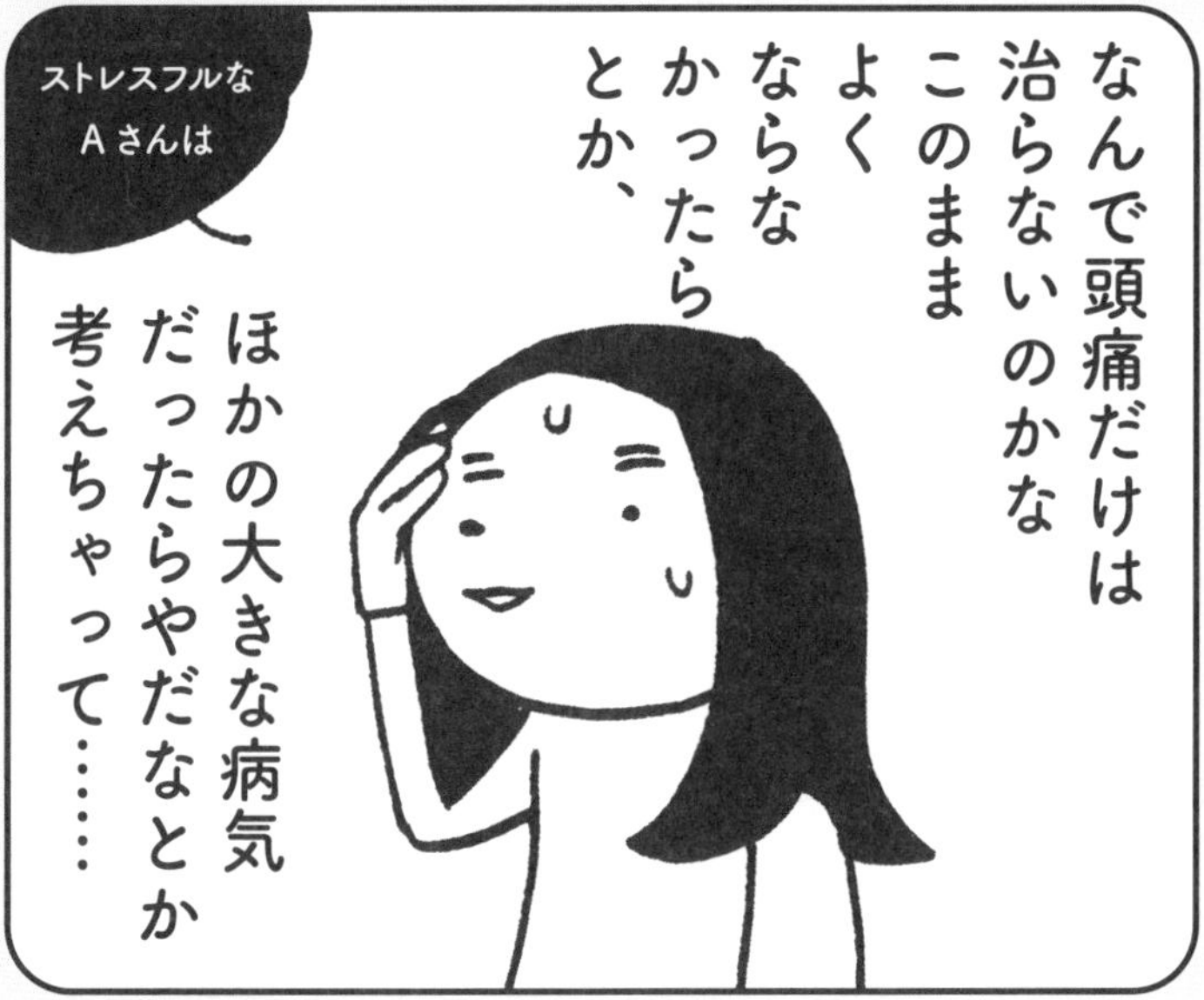
ストレスフルな
Aさんは
なんで頭痛だけは
治らないのかな
このまま
よく
ならな
かったら
とか、
ほかの大きな病気
だったらやだなとか
考えちゃって……

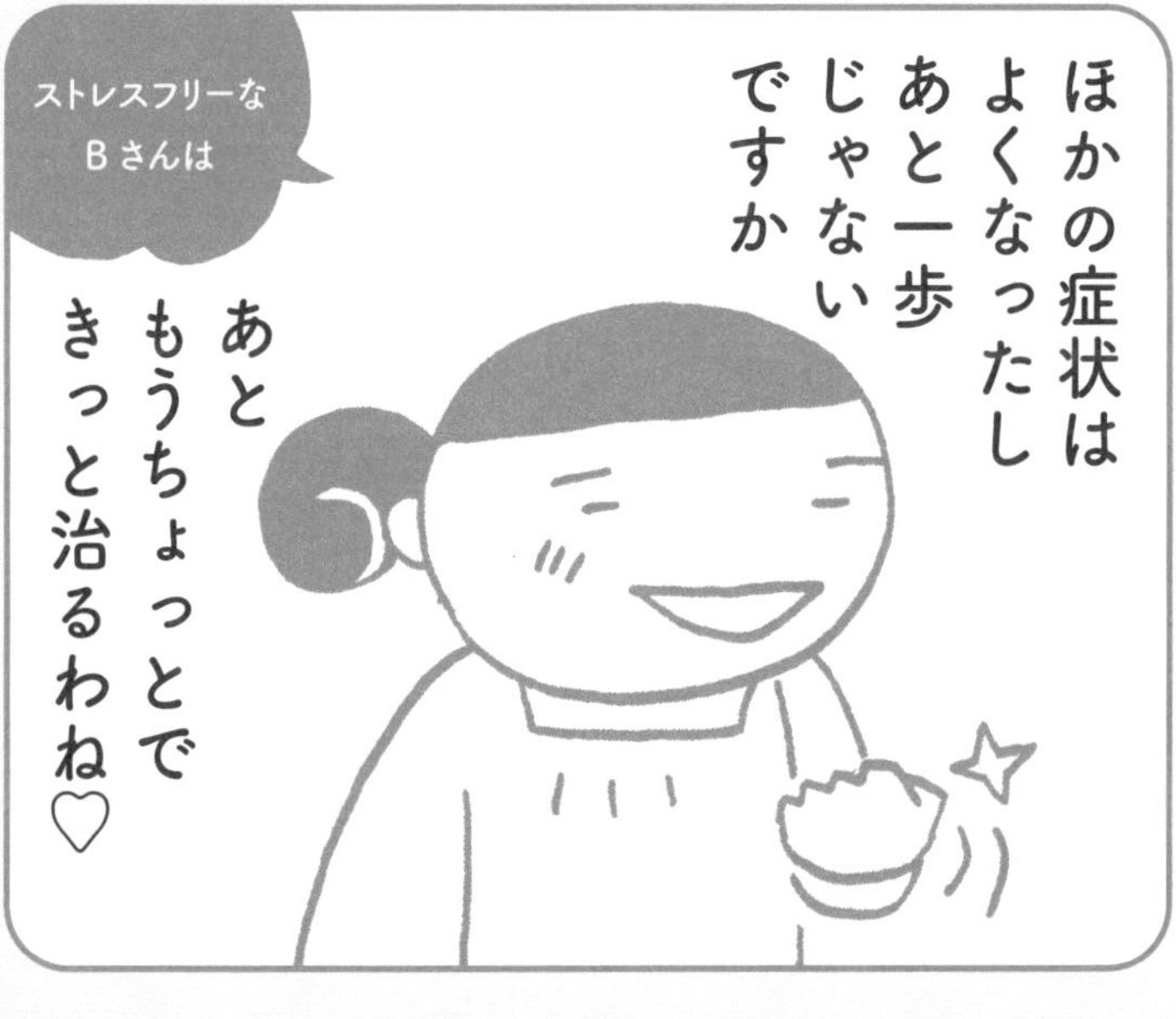
ストレスフリーな
Bさんは
ほかの症状は
よくなったし
あと一歩
じゃない
ですか
あと
もうちょっとで
きっと治るわね♡

思考のくせ 4

「成功」を「たまたま成功した」と思ってしまう思考

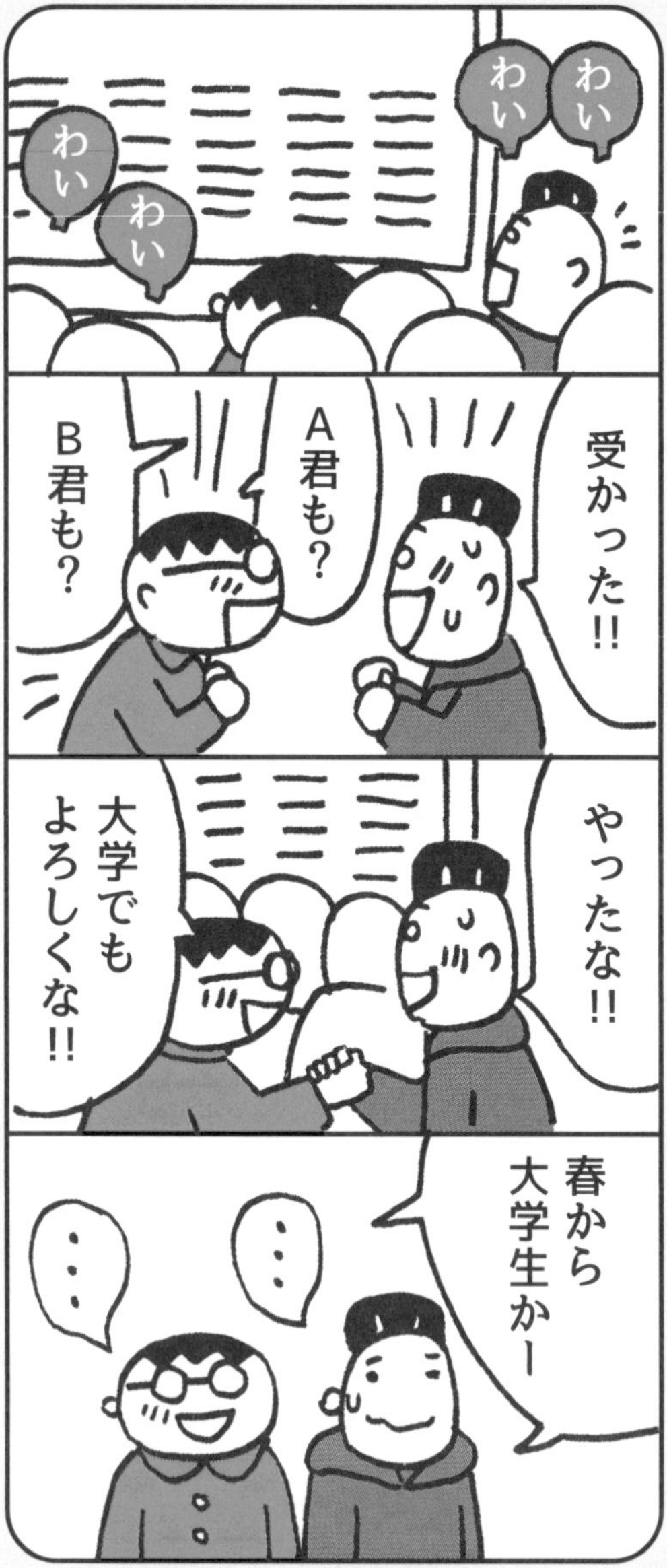

わい
わい
わい
わい
受かった!!
A君も?
B君も?
やったな!!
大学でもよろしくな!!
春から大学生かー
…
…

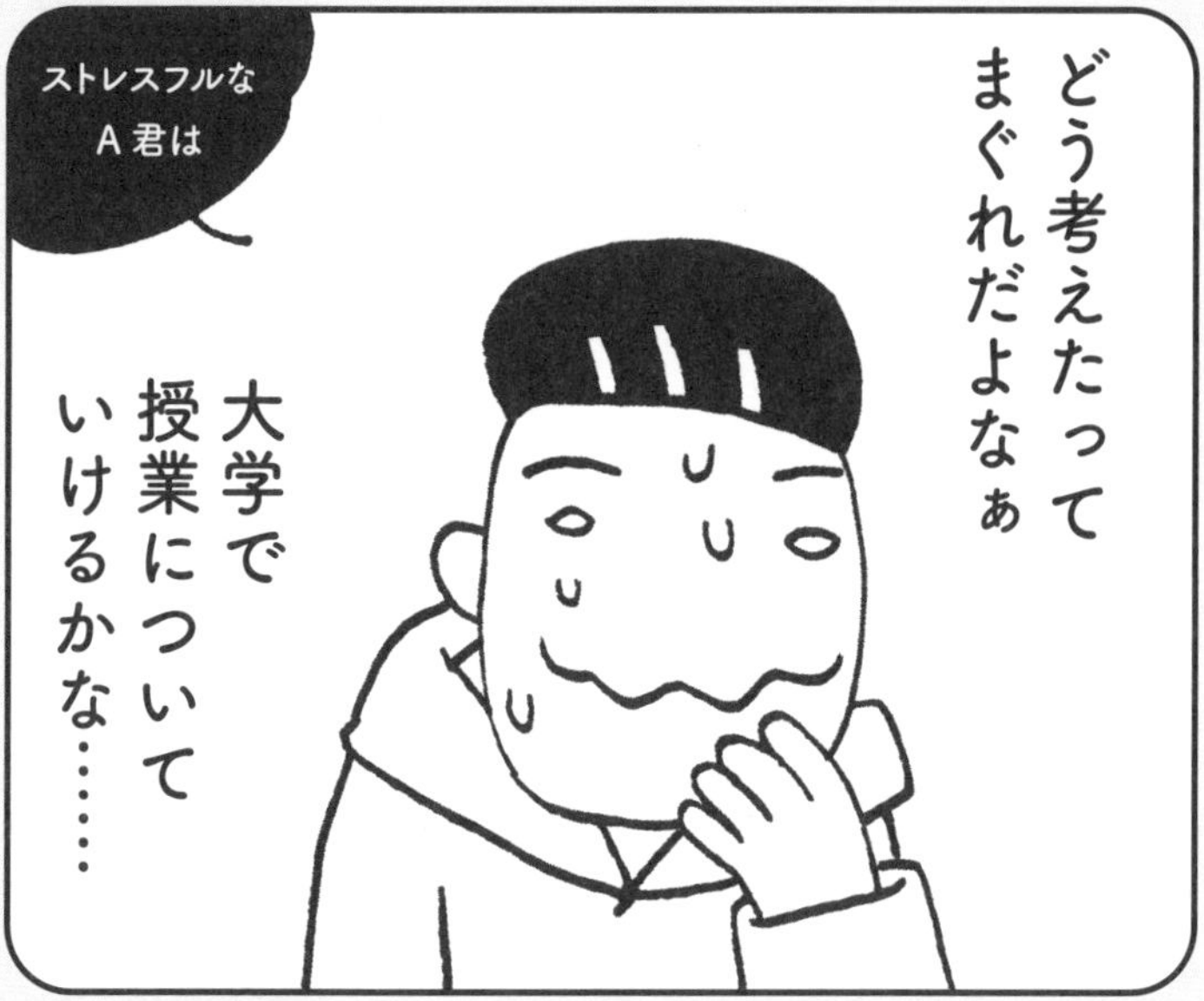
ストレスフルな
A君は
どう考えたってまぐれだよなぁ
大学で授業についていけるかな……

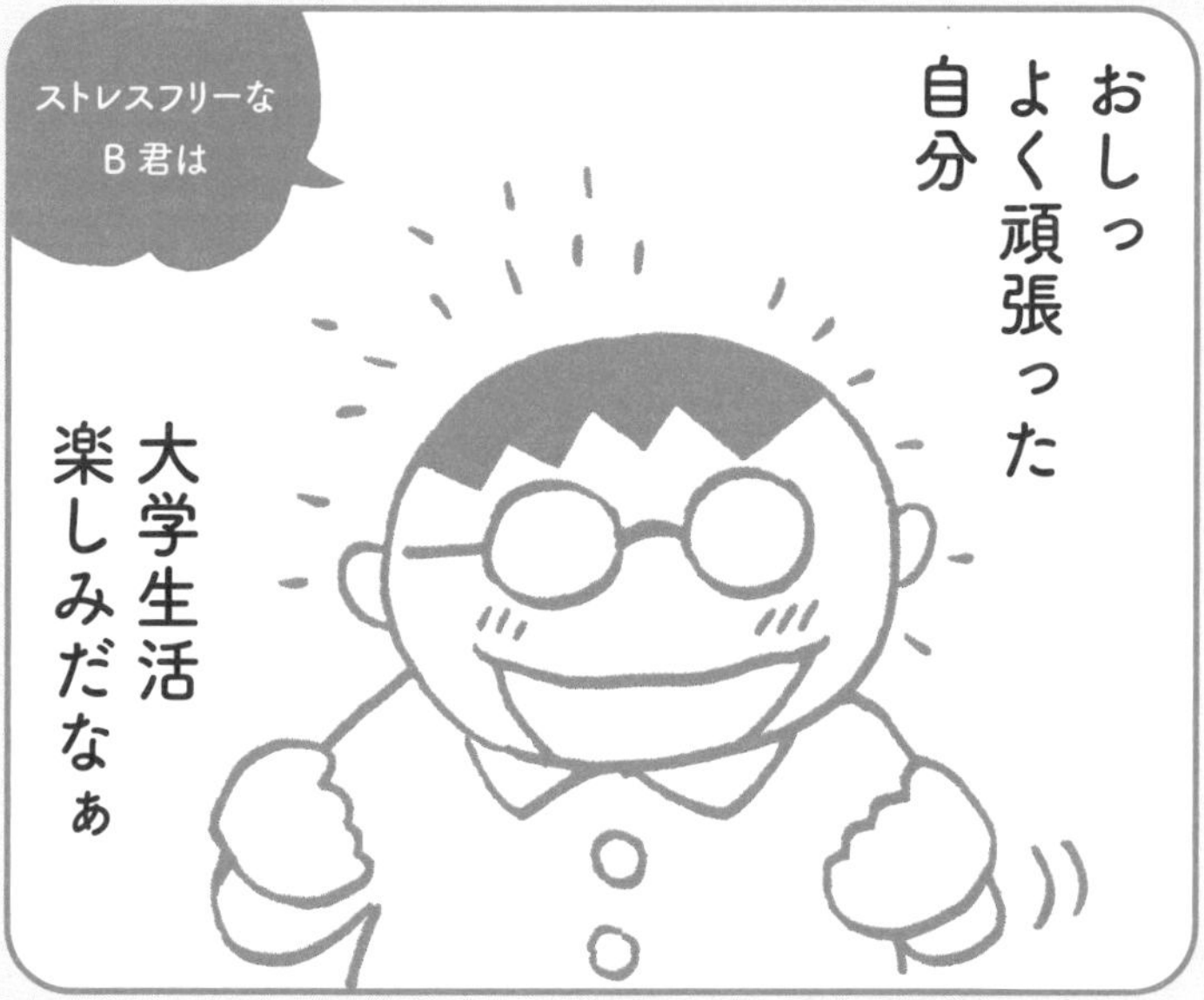
ストレスフリーな
B君は
おしっよく頑張った自分
大学生活楽しみだなぁ

思考のくせ 5

根拠もないのに悪い結論を出してしまう思考

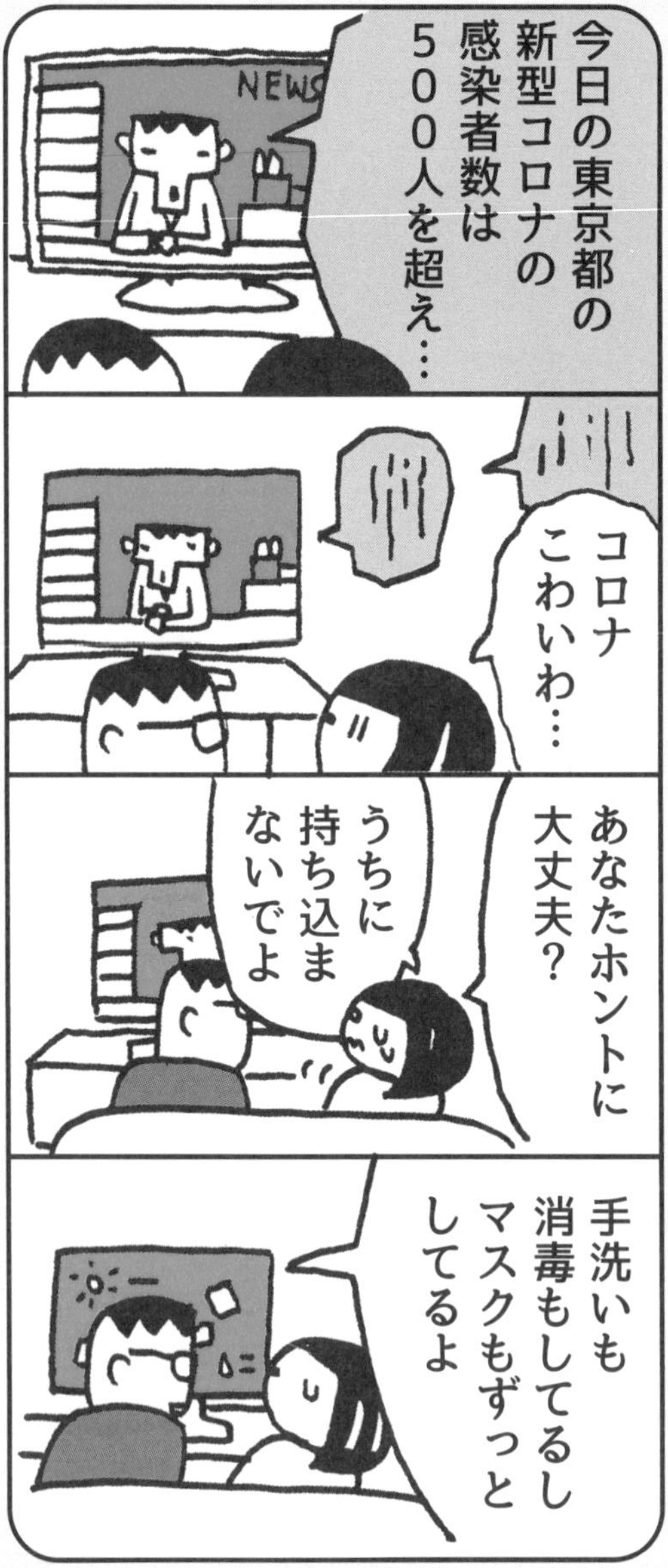
NEWS
今日の東京都の新型コロナの感染者数は500人を超え…
コロナこわいわ…
あなたホントに大丈夫?
うちに持ち込まないでよ
手洗いも消毒もしてるしマスクもずっとしてるよ

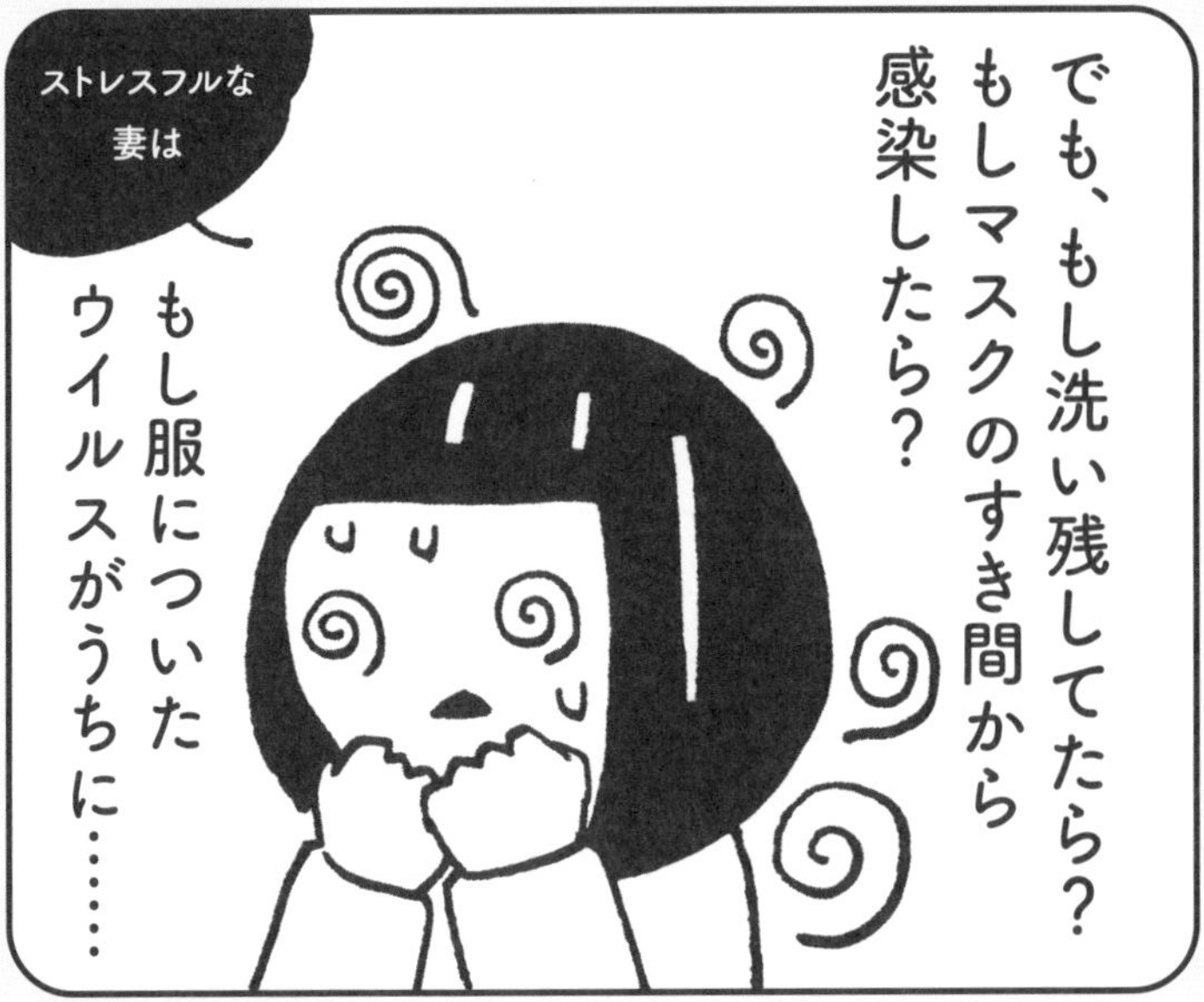
ストレスフルな妻は
でも、もし洗い残ししてたら？
もしマスクのすき間から感染したら？
もし服についたウイルスがうちに……

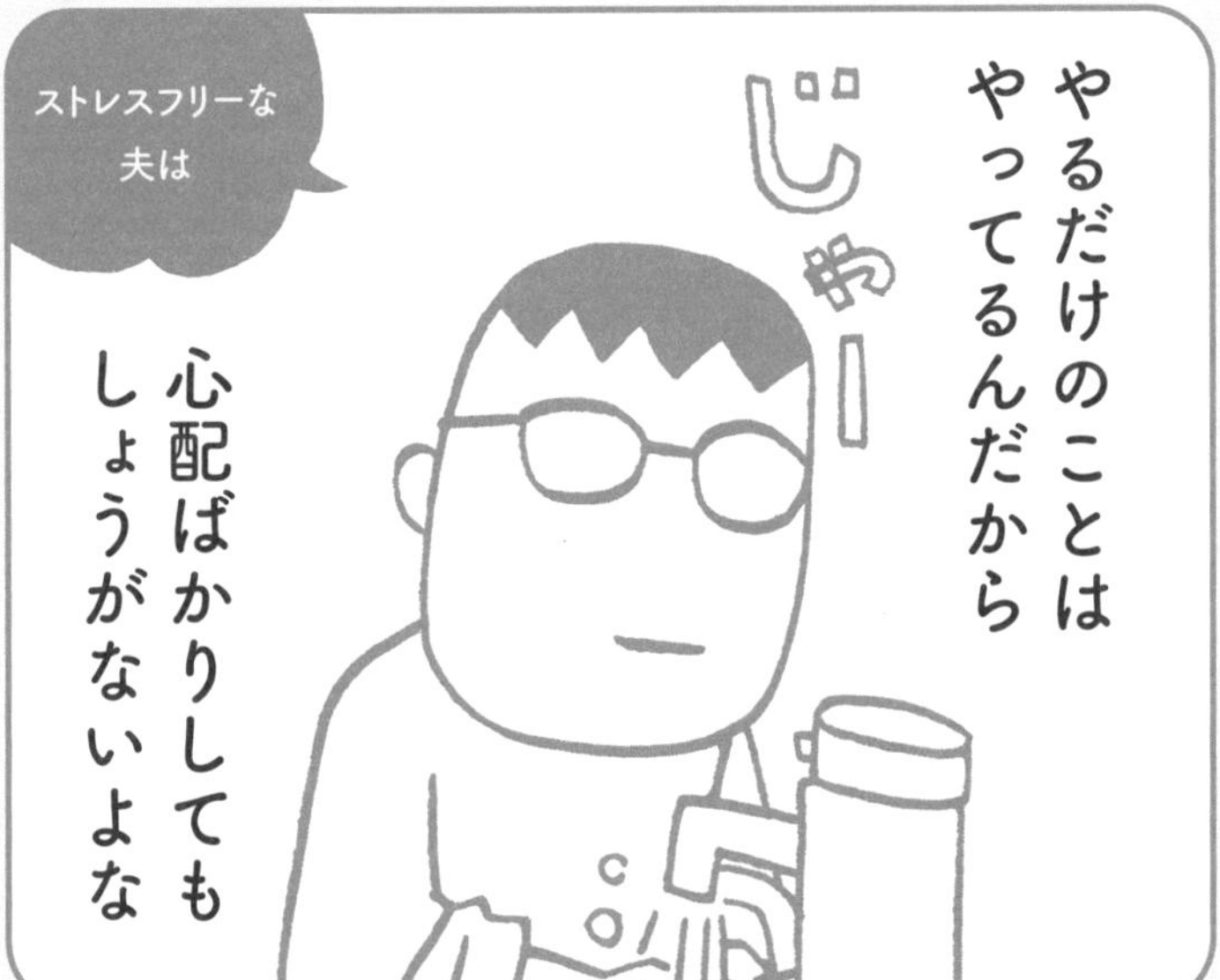
ストレスフリーな夫は
じゃー
やるだけのことはやってるんだから
心配ばかりしてもしょうがないよな

思考のくせ

6

自分の失敗は大げさに考え、成功は小さくとらえ評価しない思考

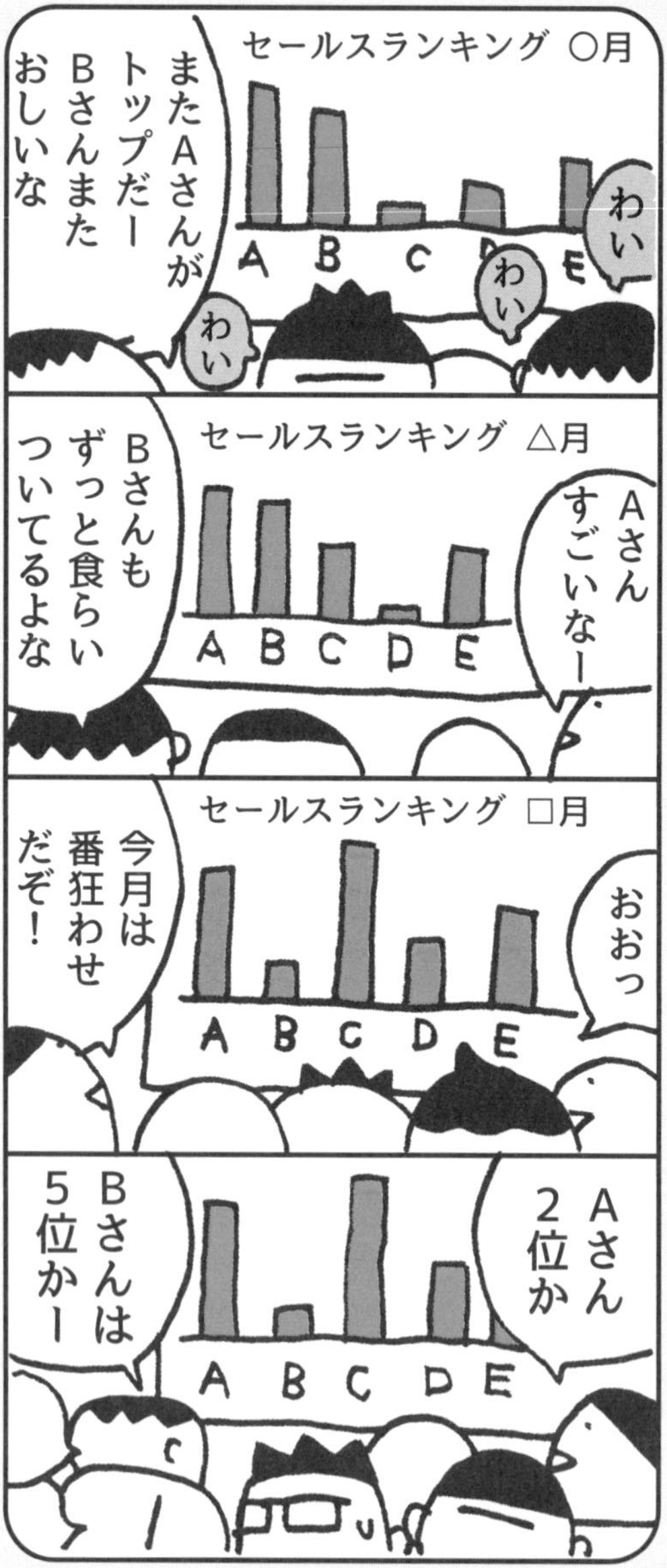

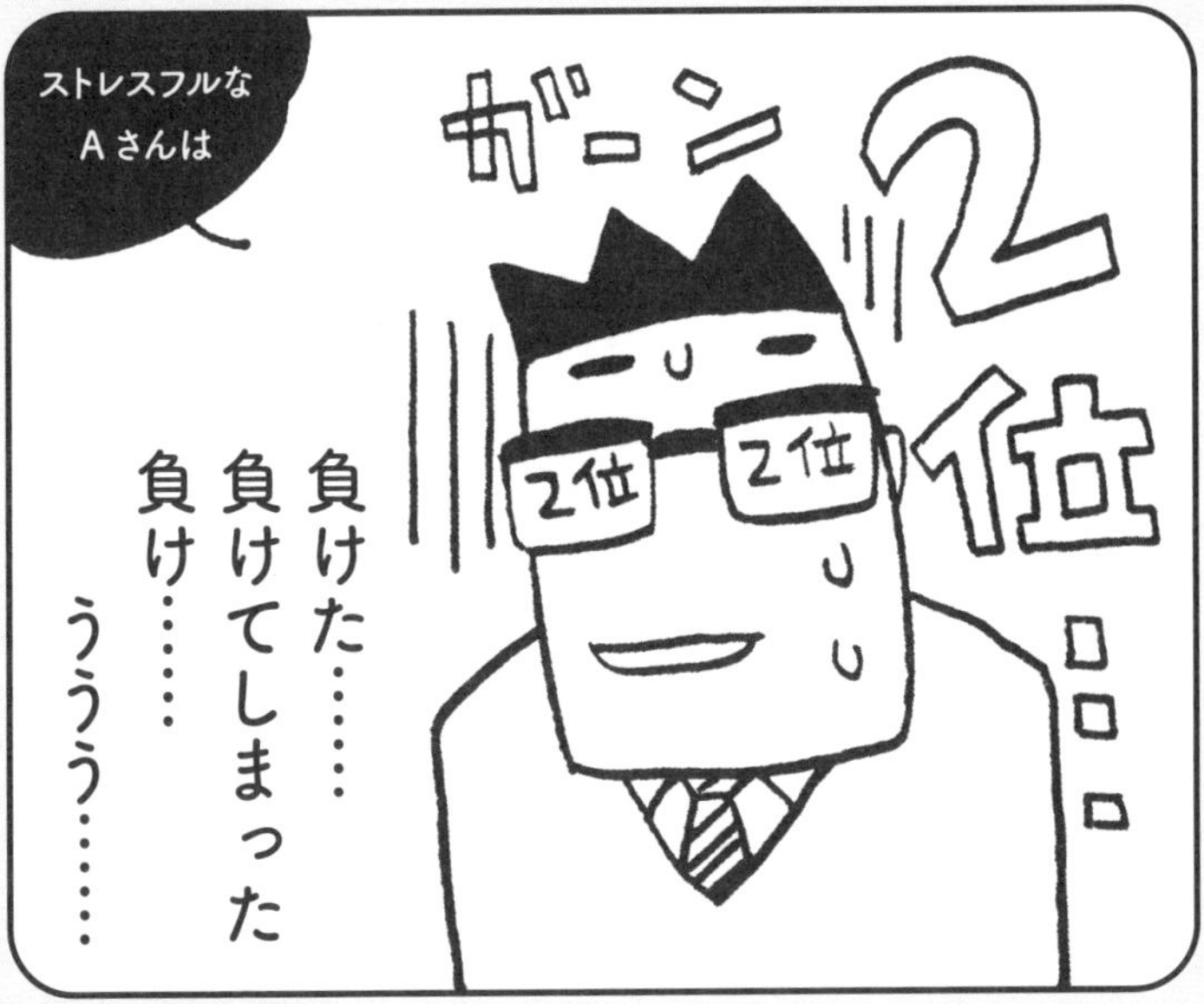
ストレスフルな
Aさんは
ガーン
2位□□□
2位 2位
負けた……
負けてしまった
負け……
ううう……

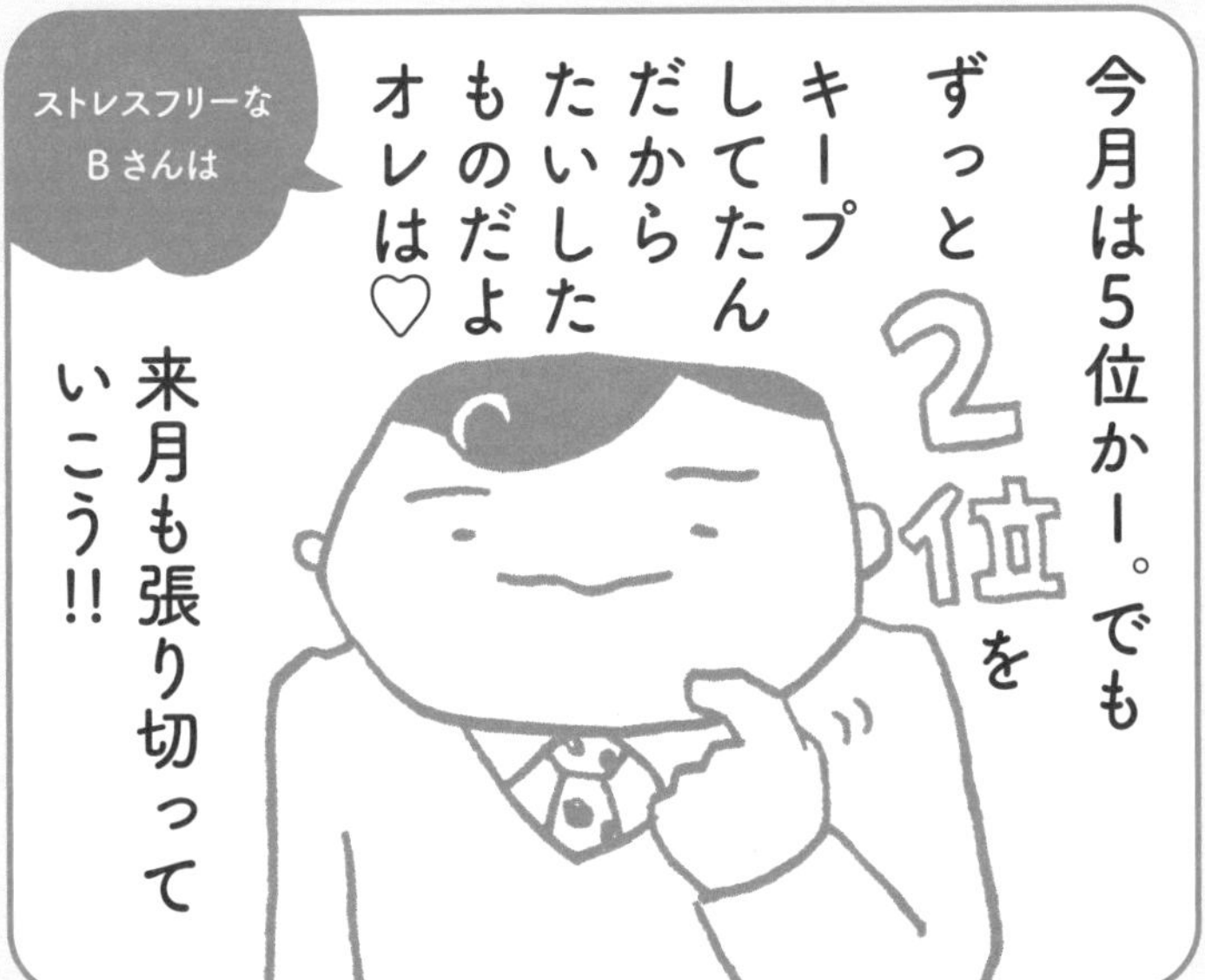
ストレスフリーな
Bさんは
今月は5位かー。でも
ずっと2位をキープしてたんだからたいしたものだよオレは♡
来月も張り切っていこう!!

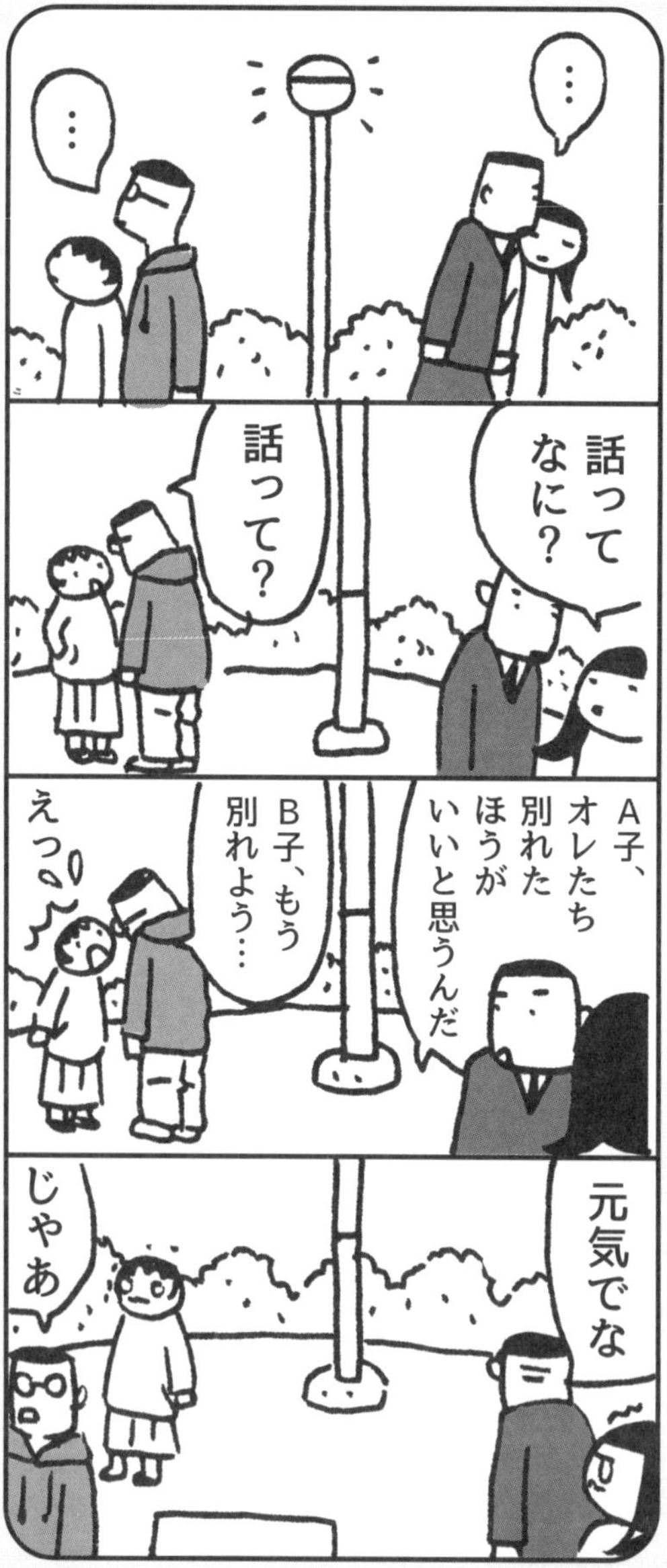
…
…
話って
なに？
話って？
A子、
オレたち
別れた
ほうが
いいと思うんだ
B子、もう
別れよう…
えっ
元気でな
じゃあ

思考のくせ 7

感情を根拠に物事を決めつける思考

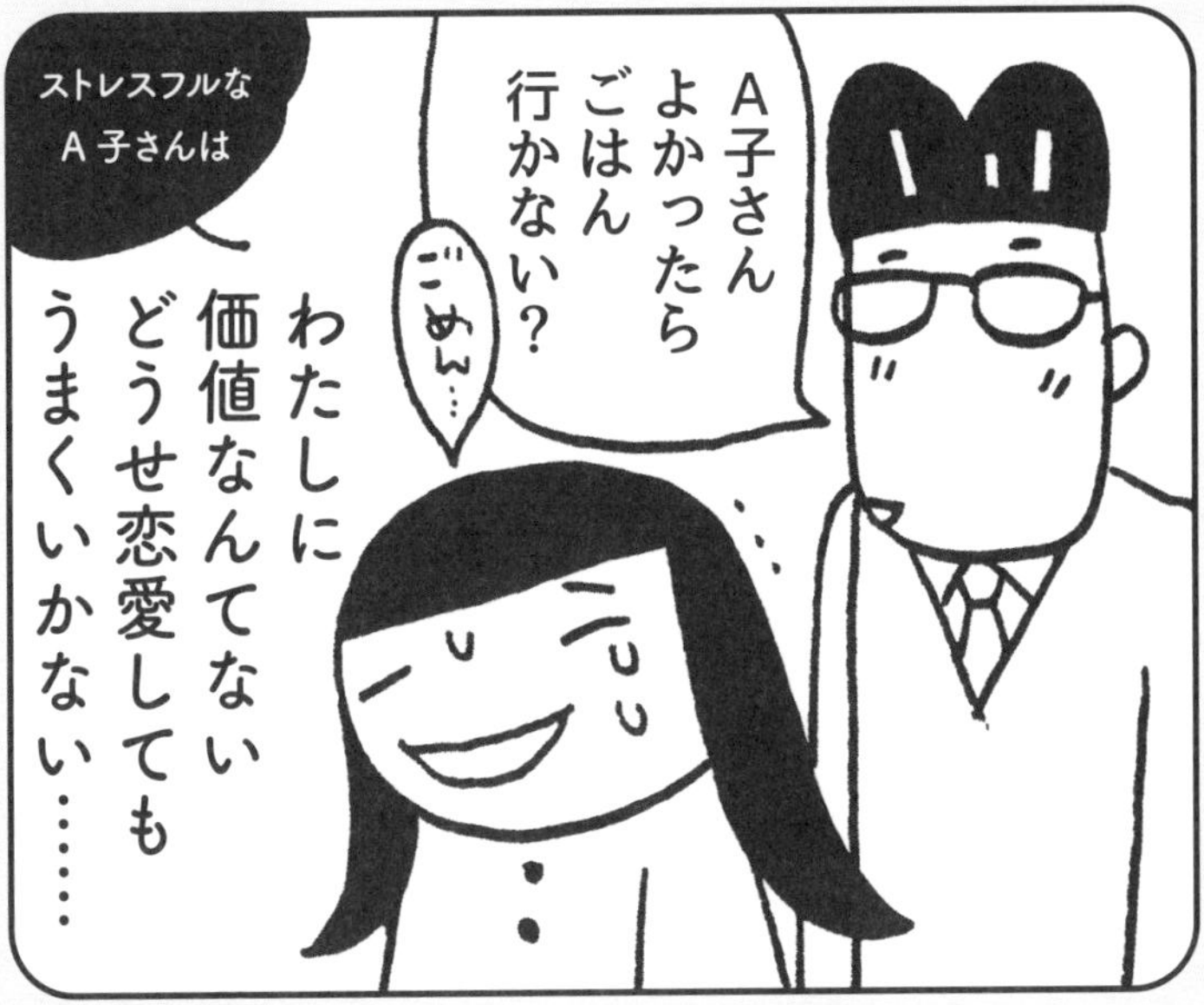
ストレスフルな
A子さんは
A子さん
よかったら
ごはん
行かない?
ごめん…
わたしに
価値なんてない
どうせ恋愛しても
うまくいかない……

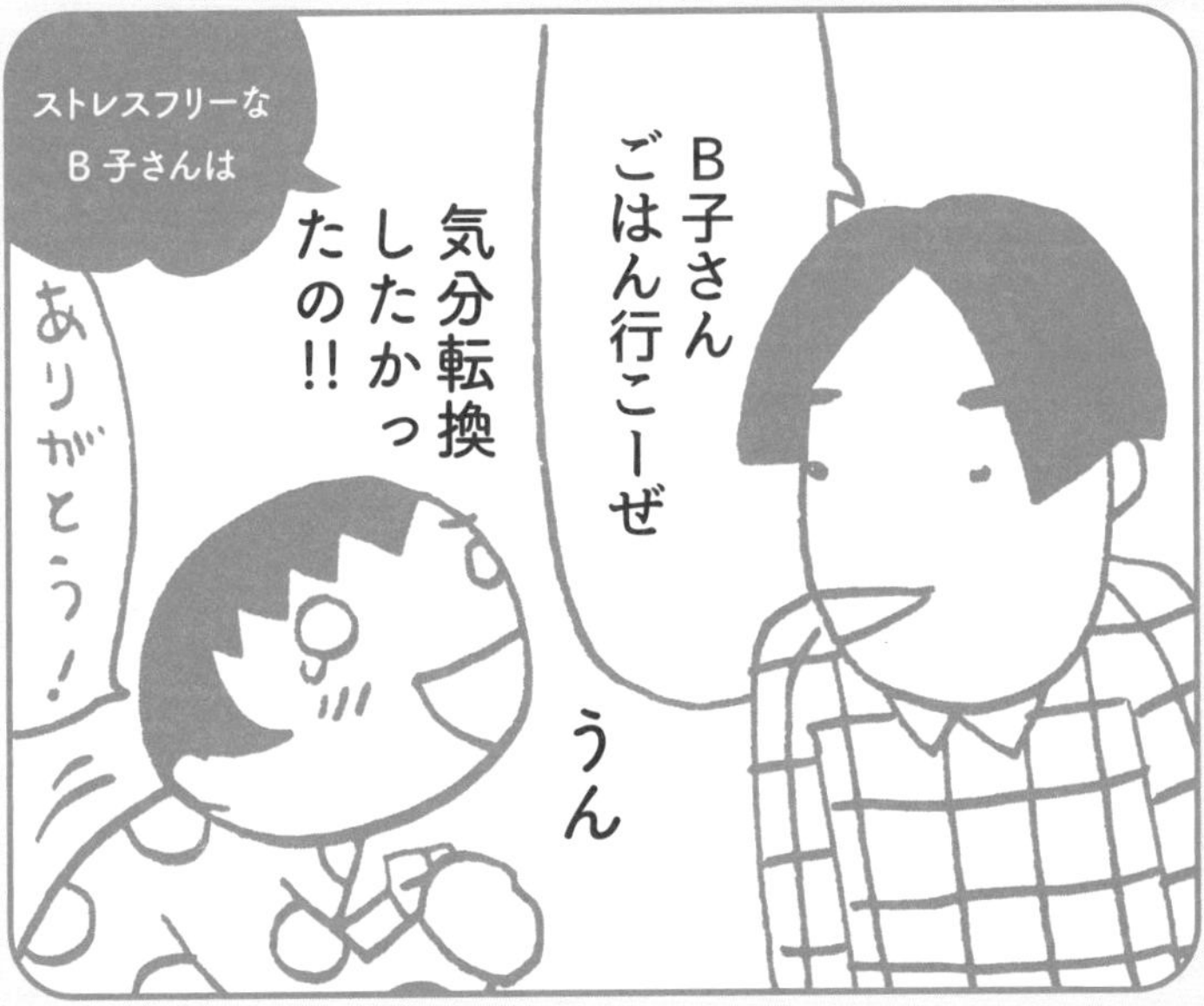
ストレスフリーな
B子さんは
B子さん
ごはん行こーぜ
うん
気分転換
したかっ
たの!!
ありがとう!

思考のくせ 8

自分の信念やルールから外れることを許さない思考

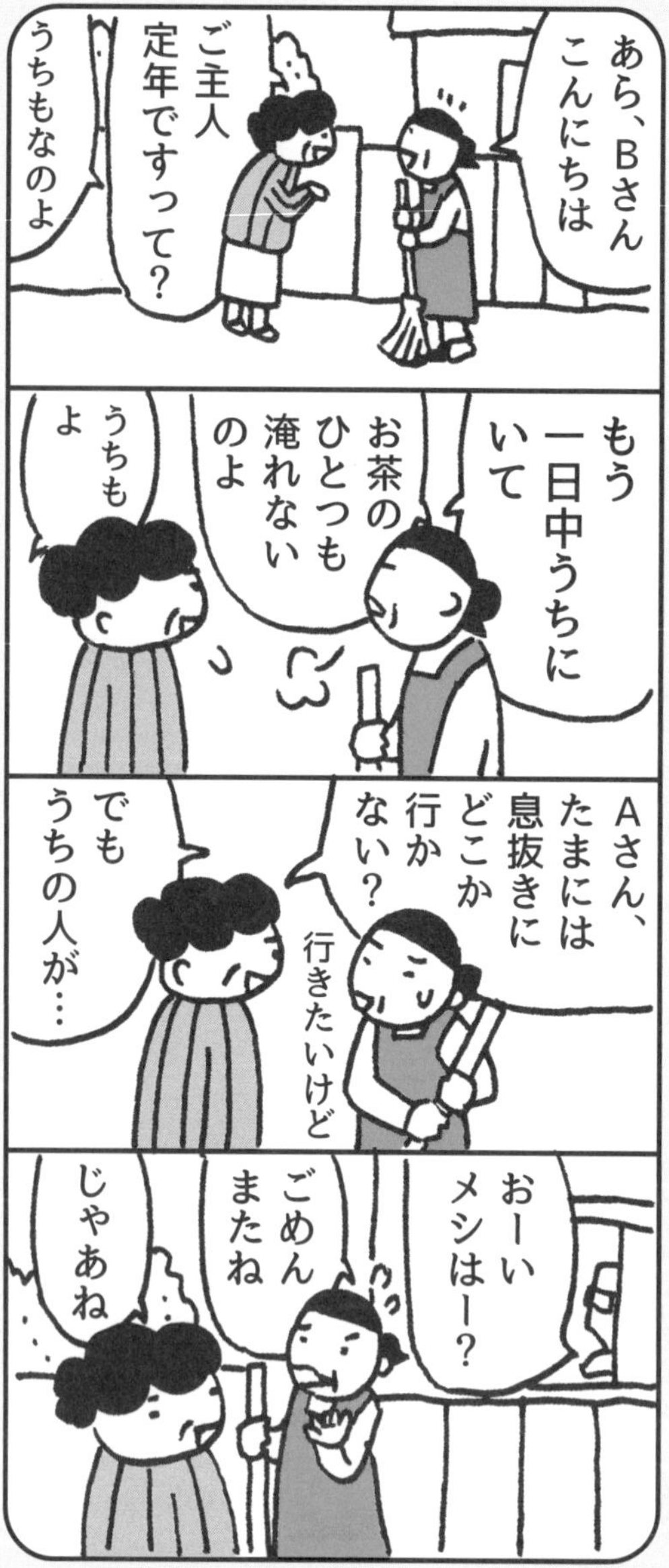
あら、Bさん こんにちは
ご主人 定年ですって?
うちもなのよ
もう 一日中うちに いて
お茶の ひとつも 淹れない のよ
うちも よ
Aさん、 たまには 息抜きに どこか 行か ない?
でも うちの人が…
行きたいけど
おーい メシはー?
ごめん またね
じゃあね

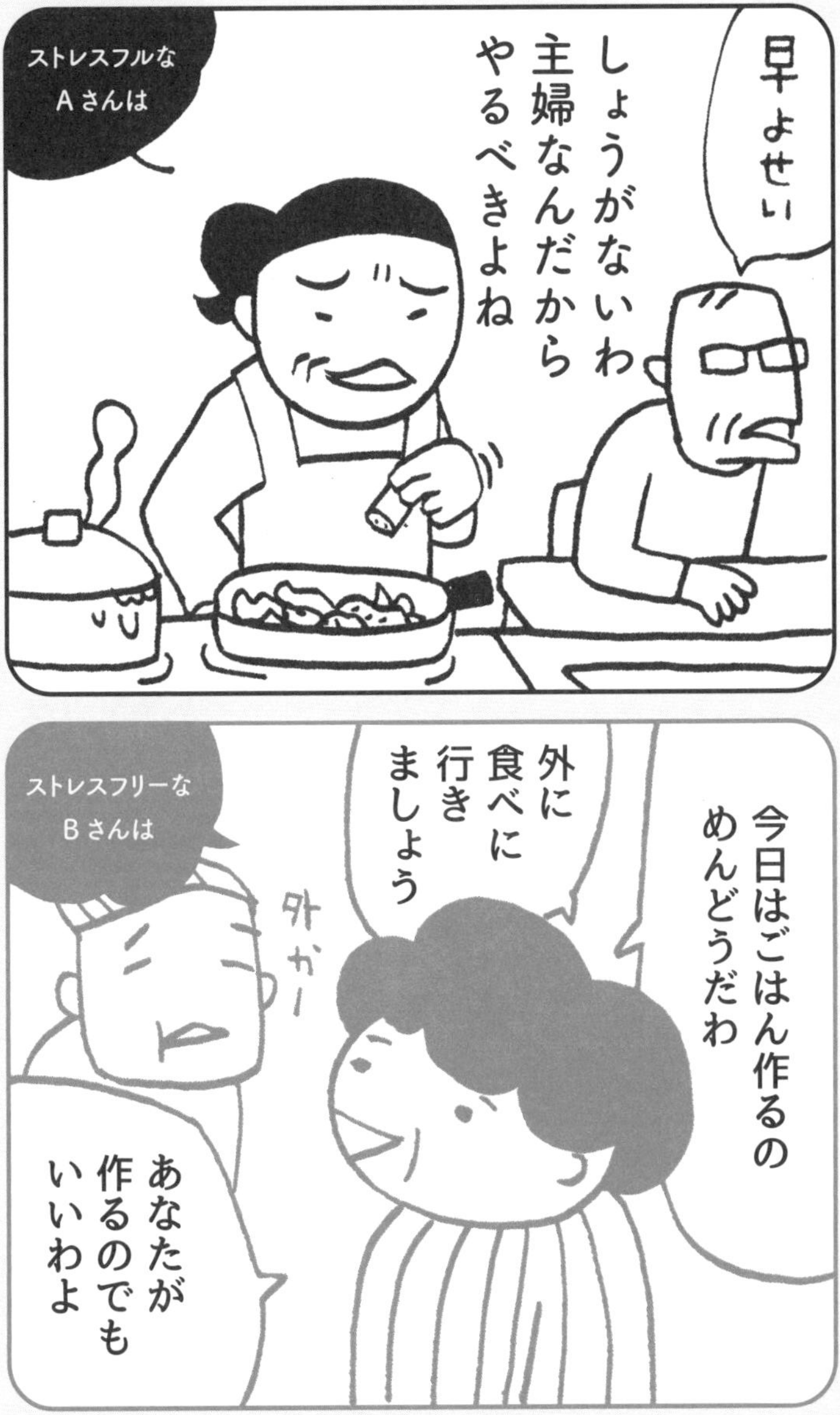
ストレスフルな
Aさんは
早よせい
しょうがないわ
主婦なんだから
やるべきよね
ストレスフリーな
Bさんは
今日はごはん作るの
めんどうだわ
外に食べに行きましょう
外か！
あなたが作るのでもいいわよ

思考のくせ 9

自分に悪いレッテルを貼ってしまう思考

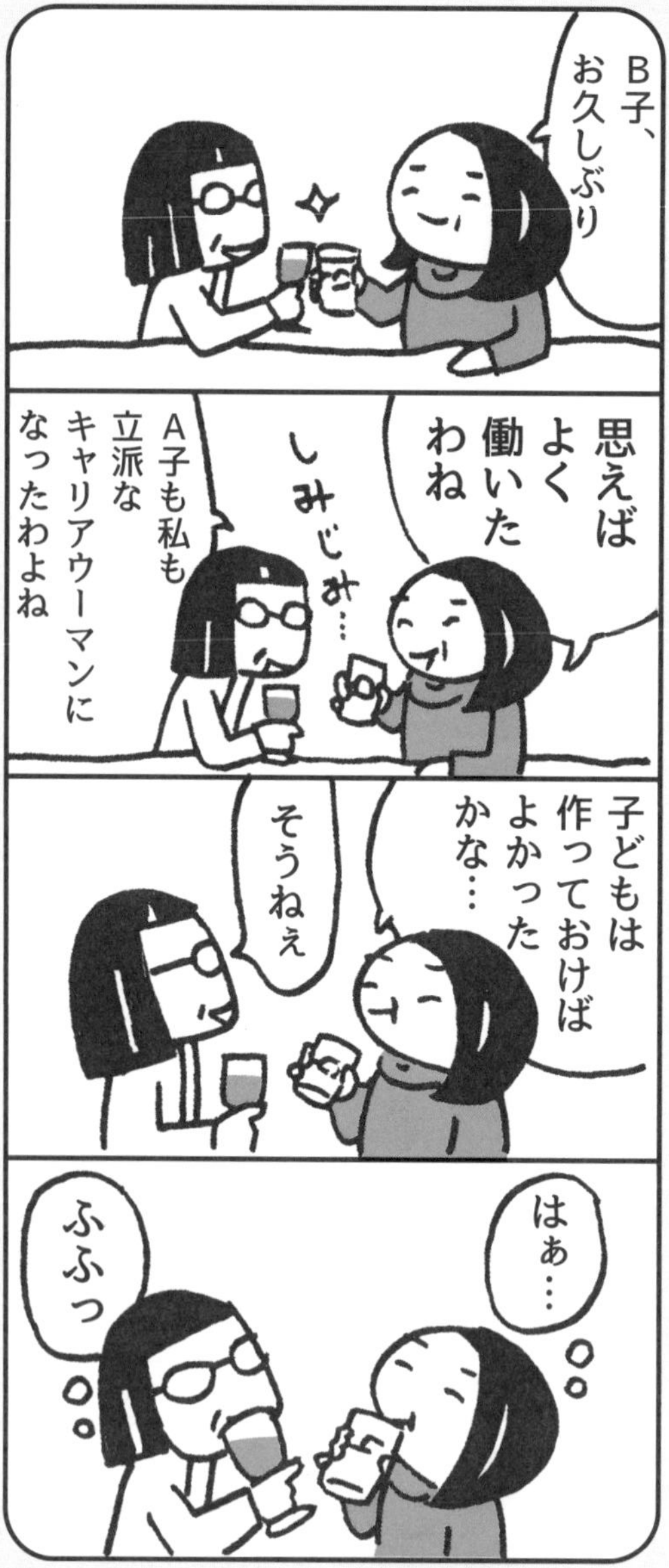
B子、お久しぶり
思えばよく働いたわね
しみじみ…
A子も私も立派なキャリアウーマンになったわよね
子どもは作っておけばよかったかな…
そうねぇ
はぁ…
ふふっ

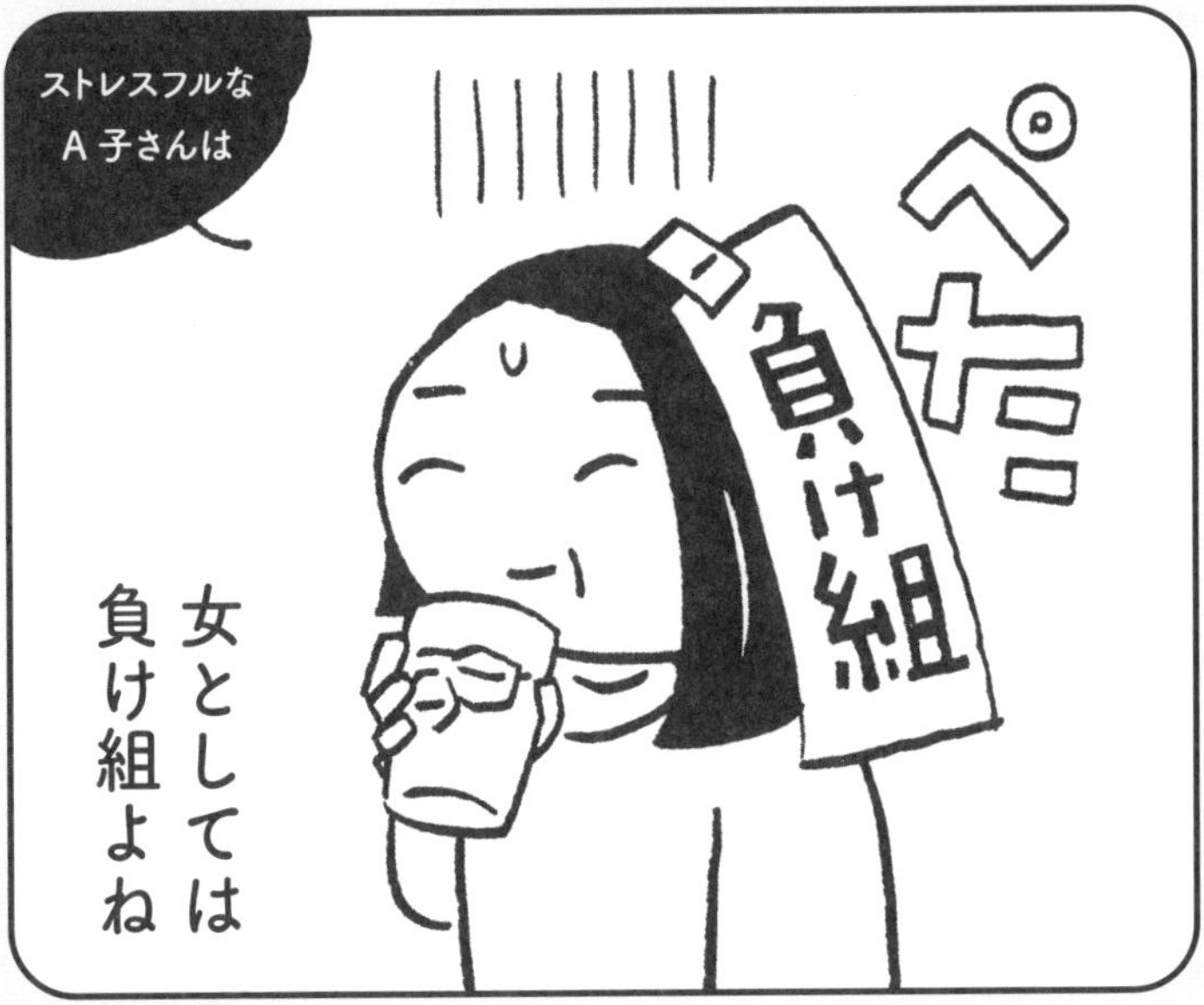
ストレスフルな
A子さんは
ペタ
負け組
女としては負け組よね

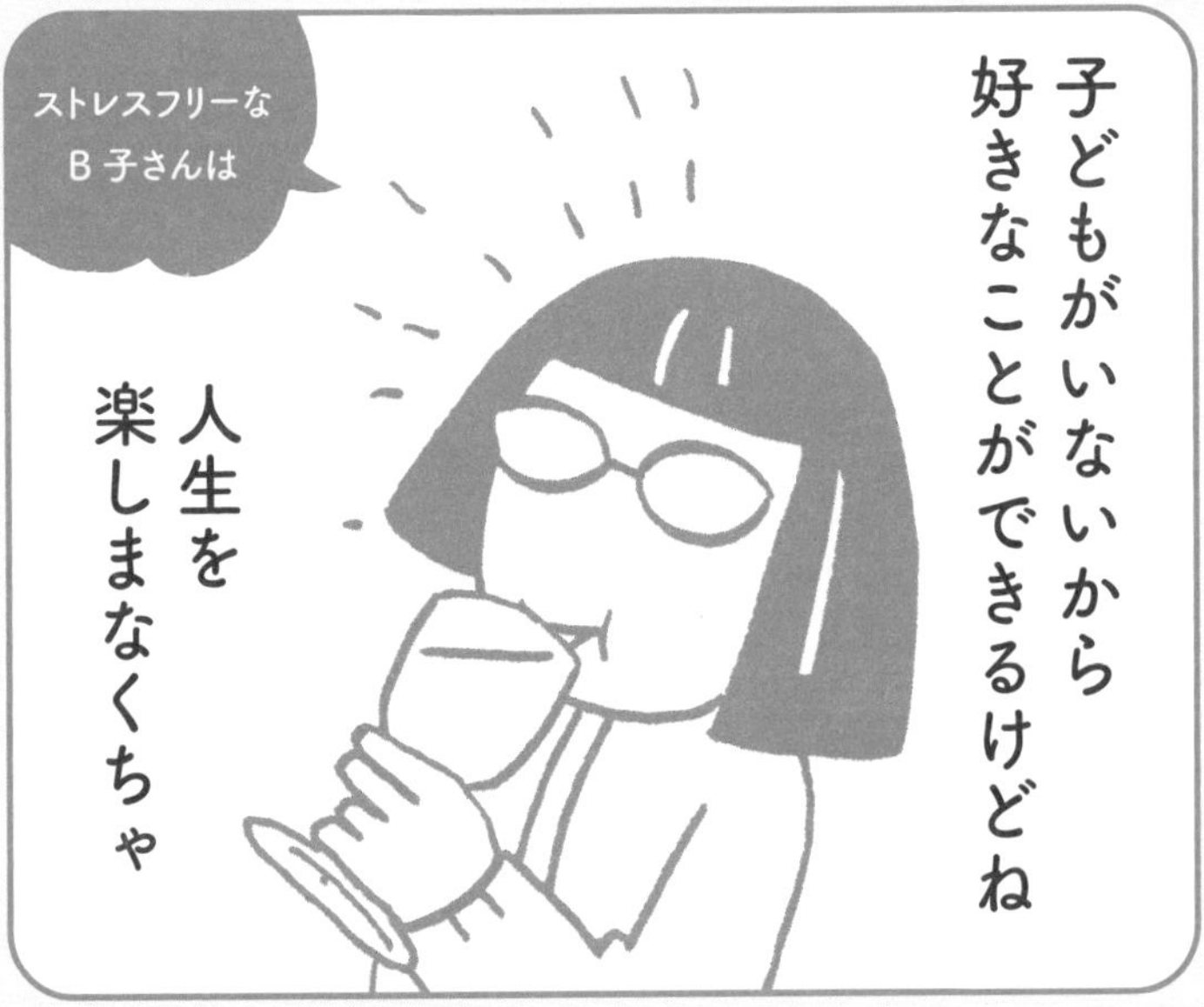
ストレスフリーな
B子さんは
子どもがいないから好きなことができるけどね
人生を楽しまなくちゃ

思考のくせ 10

よくないことはすべて自分の責任にしてしまう思考

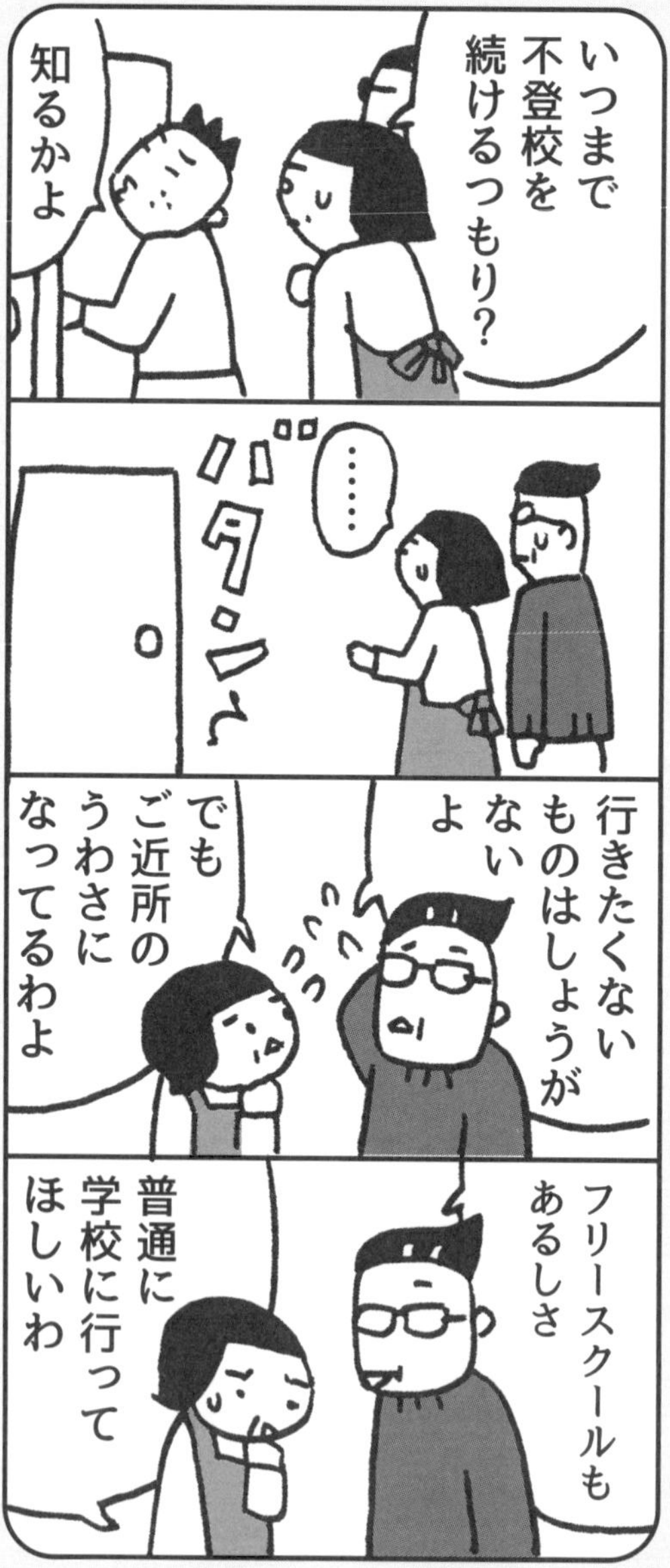
いつまで不登校を続けるつもり?
知るかよ
バタンっ
……
行きたくないものはしょうがないよ
でもご近所のうわさになってるわよ
フリースクールもあるしさ
普通に学校に行ってほしいわ

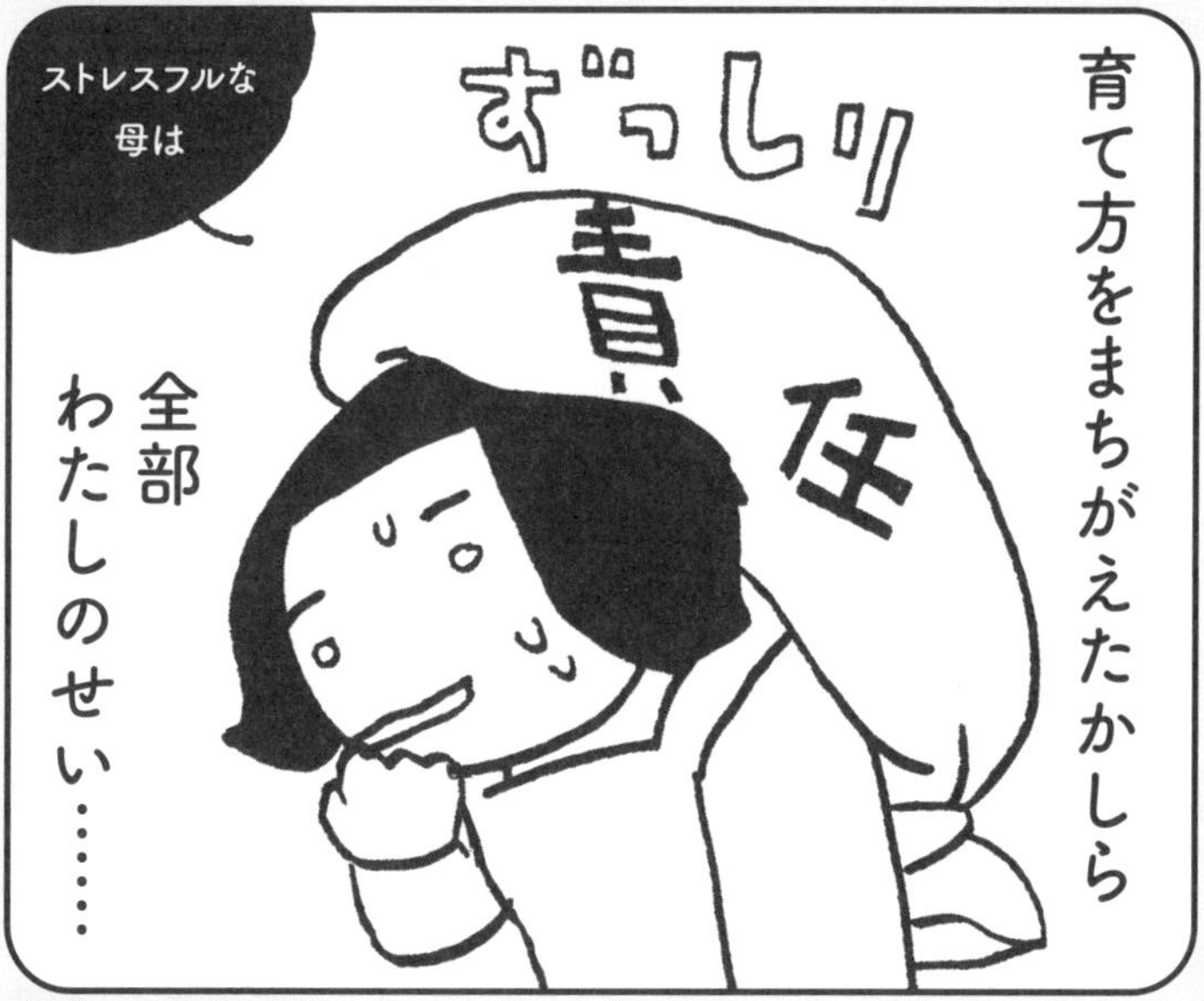
ストレスフルな母は
ずっしリ
責任
育て方をまちがえたかしら
全部わたしのせい……

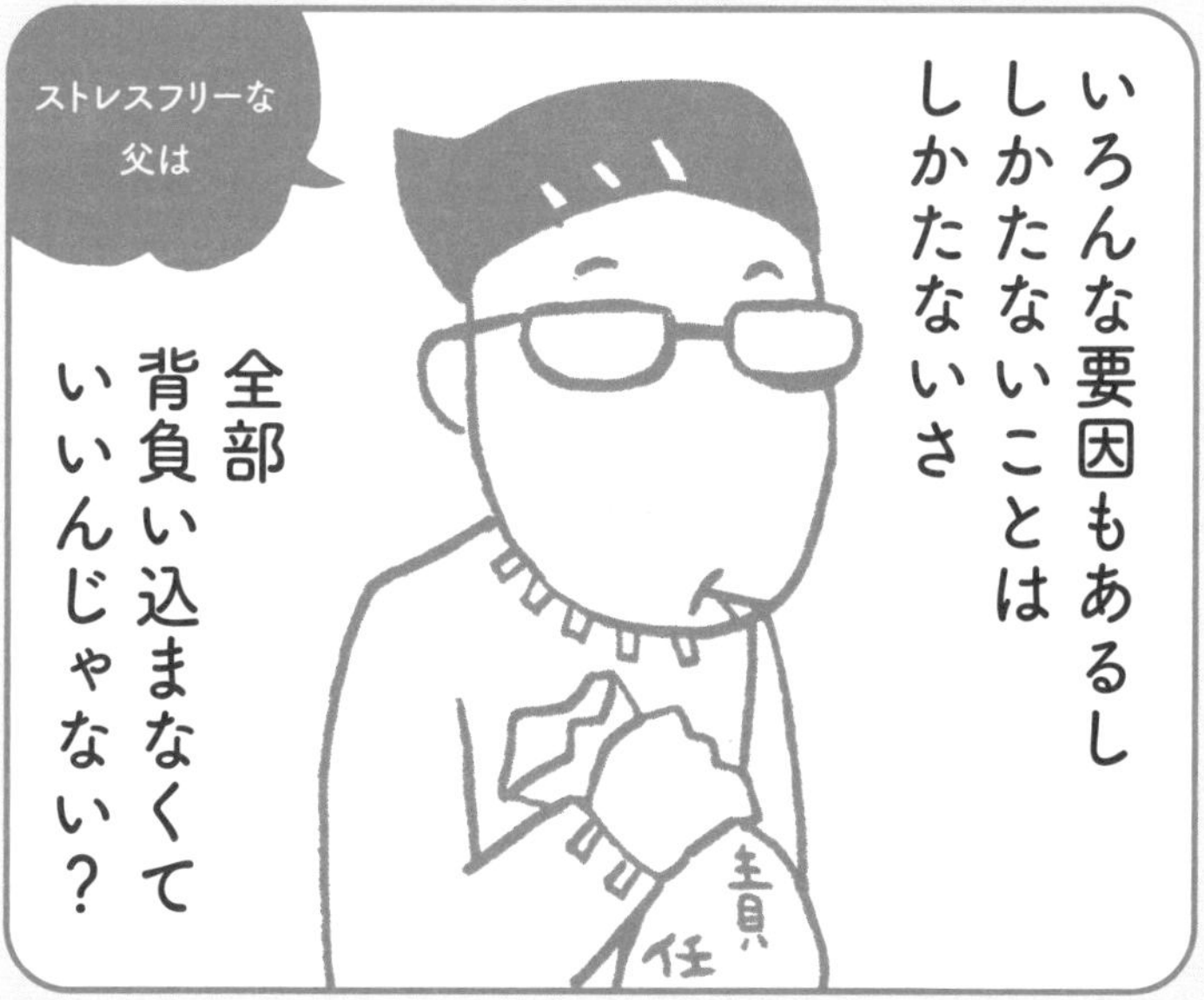
ストレスフリーな父は
いろんな要因もあるし
しかたないことは
しかたないさ
全部背負い込まなくていいんじゃない？
責任

考え方のくせに気づきストレスにならない対応を

自分の思考のくせはどうなのか？　紹介してきた10の思考のいずれかの傾向に強く傾いていませんか？　10の思考のくせは、決めつけ思考もしくはネガティブな思考が強調されてしまうのが問題です。不調で当院にいらした方に、整体的なアプローチで体の状態を整えたとしても、症状が改善されなかったり、時間がたつとまた不調がぶり返したりすることがあります。こうした場合、考え方のくせを変えていただくことで不調が治ることが多くあります。

自分の考え方の偏りに気づくことは、現実に即した適切な考え方に近づき、精神的なストレスをコントロールするためにも必要なことです。

では、具体的にどう変えていけばいいのか？　パート2でさまざまなケースごとに見ていきましょう。

PART2

日常のストレスを減らす思考法

考え方の選択肢が増えればストレスがなくなる

次ページから取り上げる数々のケースは、日常的に抱えてしまう悩みやストレスです。イラッとくること、不安になること、パニックになること、腹立たしいこと、悲しいことなど、気持ちがダウンしてしまうことってありますよね。

そんな悩みやストレスを、

- **仕事のこと（上司と部下、やる気、人事評価など）**
- **家庭のこと（夫婦関係、子育て、親子関係など）**
- **友人のこと（友人関係、ママ友関係など）**
- **将来のこと（健康、老後資金、介護など）**
- **マナーやルールのこと（公共ルールやマナー）**

の5つに分けて、それぞれ具体的なケースごとに見ていきます。パートーで取り上げた10の認知のゆがみのうち、どの思考のくせに陥っているかがわかります。「私もこの傾向があるかも」「まさに私のケースだ」と自分に置き換えて読んでいただけると思います。

そして、どのように心のイライラや不安を穏やかなものに変えていけるのか、その考え方の例をあげています。ここに取り上げている考え方がすべてではありません。別の視点から物事を見たり、新しい視点を発見したり、気がつかなかったことを見ようとしたり、これまでとは違う見方ができるように考え方の練習をしていただきたいのです。私のところにいらっしゃる患者さんも考え方を変えることで、元気になられた方がたくさんいます。

そもそも認知には正しいも間違いもありません。精神的なストレスを抱えるご自身が、ストレスにならない考え方を見つけていただければいいのです。みなさんひとりひとりの状況に合わせて、心が軽くなる考え方の引き出しを増やしていってください。

仕事編

職場での対人関係、仕事の量や質、キャリアのことなど、ストレスになるタネはたくさん！

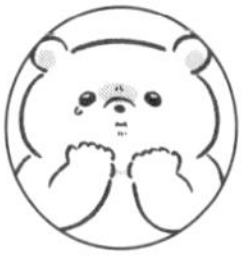

ケース❶

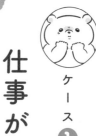

仕事がテキトーな同僚にイライラ。同じ給料だと思うと腹が立つ！

仕事に対してまったくやる気が見えない、私語ばかりしていて仕事は手抜きだらけ、定時ギリギリに来て、退社時間になるのをただ待っている、などなど。

いつもこんな調子だと、イライラ度の強弱の差はあれ、「給料泥棒！」と言った心理状況になることはありますよね。**腹が立つのは、これだけ給料をもらっているのだから、それに見合った分の仕事をしなければならない、と考えているからです。これはすべき思考**（62ページ・思考のくせ8）からくるものなので、自分にとっての常識として定着していることでもあります。

でも、ちょっと待ってください。

すべての人が給料に見合った仕事をすべきと考えているわけではありません。できるだけ楽して高収入を得ようと考える人もいるでしょう。価値観の違いと言ってもいいかもしれませんね。

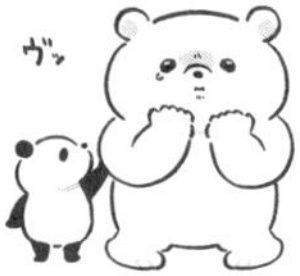

このようなケースの場合、私は、給料に見合った分の仕事をすべきという考えはどこからくるのか、というお話を患者さんにしています。

自分の考え方のベースには自分の人生経験があり、中でも成功体験が深くかかわっていると考えています。人生にはいろいろな選択肢があり、私もこれまで、さまざまな選択をしながら生きてきました。会社を辞めて整体師の修業をし、整体院を開業して、たくさんの方の体の不調改善の手助けができるまでに

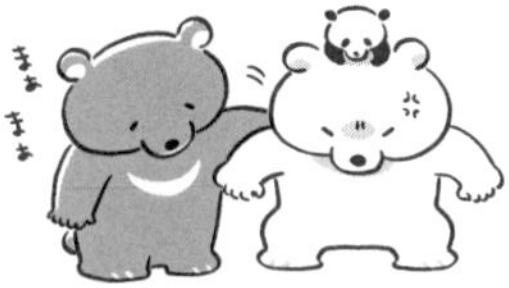

なりました。ここまでこられたのは自分の選択肢や考え方が合っていたからこそと思い、さらに自分の考え方は正しいんだと思うようになり、これが常識となっていくのです。

一生懸命に働いて給料を得て生きてきたという人生経験がある人は、それが常識になります。また、仕事ではなるべく楽をして給料をもらって生きてきたという人もいます。全く違う人生を送ってきたのだからそれぞれの常識は通用しません。

結論から言えば、自分のすべき思考を同僚に押し付けるからイライラするのです。相手の考え方を変えることはできません。なぜなら、相手にはこれまでの積み上げてきた人生経験があるからです。「もっとちゃんと仕事しろよ」と思うのはご法度。相手からすれば余計なお世話なんです。「出世とか、昇進とかは頭にない人なんだ、そもそも仕事をしない人なんだ」と思えば、ストレスになりません。あるいは、自分も同じように、「出世街道から外れてもいいから、手を抜いて給料をもらって生きていこう」と考え方を変えてもいいわけです。こう考えることがストレスにならなければ、ですけどね。

仕事

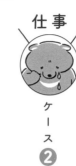

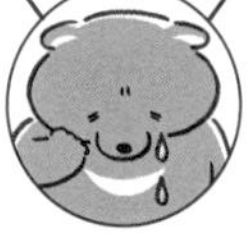

ケース❷

職場では周囲に気を使いすぎて毎日疲れちゃう……。これって性格なの？

周囲に気を使うのは円滑なコミュニケーションのためには必要なこと。ですが、度がすぎればそれは自分を苦しめてしまうことになりますね。

誰でも職場、学校、地域やご近所で、どうも周囲に気を使いすぎて自分の意見をうまく言えなかったり、相手に押し切られて妥協したりといった経験はありますよね。患者さんのお話を聞いていると、気の使いすぎといってもさまざまなケースがあることがわかります。

よくあるなあと感じているのが、相手に嫌われたくない、居場所がなくなる、人に不快感を与えたくないなどという思いから、**常にいい人であるべき思考**（62ページ・思考のくせ8）**に陥っている可能性**です。なかなか自分の言いたいことが言えない、イエスマンになってしまう、それで疲れてしまうというのです。

「自分の意見を言ってもそれほど他人は気にしていないはず」
「意見を言って人間関係が壊れることはありません。壊れたとしたらそもそも良好な関係ではなかったと思えばいい」

と、考えてみるといいかもしれません。

こんなケースもあります。たとえば責任感が強い人の中には、必要以上に物事をうまくおさめようと立ち回りすぎて疲れてしまうこともあるようです。

「いろいろなことを先読みして動きすぎ。リラックス、リラックス」
「いつも先まわりして動いてしまうのは、周囲の視線を気にして失敗を恐れているから。できなくてもいいじゃない」

こう考えると煮詰まった気持ちがときほぐされませんか。また、空気を読みすぎて周囲を優先させることで、自分のことはあとまわしになって疲れてしま

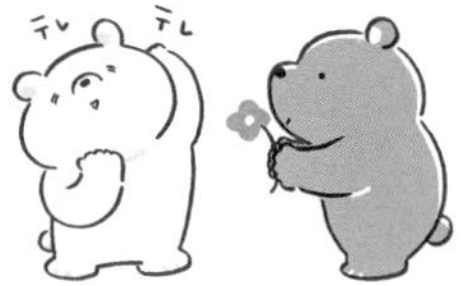

うケース。さらには、他人のことを過剰に心配し、相手が困っていることを無理して肩がわりして疲れてしまうという話を聞いたことがあります。

気を使う＝疲れるとデメリットのほうに目を向けてしまいますが、メリットに目を向けてとらえるという方法もあります。ちょっと冷静になって、自分が苦しくなる気遣いと自分のためになる気遣いを分けて考えてみるのです。たとえば、気を使うことで仕事の見直しができたとか、相手のよい面を知ることができたということはないですか。こうしたメリットに目を向ければ、これはプラスの気遣いだと認めることができ、ポジティブな感情が生まれるのでは。

プライベートではストレスなく人と付き合えるのに、職場ではどうも気を使いすぎて疲れるという人もいます。この場合、気遣い＝メリットという考えが通用しない環境とも考えられ、職場環境そのものが合っていないのかもしれません。自分がコントロールするだけではどうしようもできないのであれば、転職などで環境を変えるという選択肢もあります。

対処法はひとつではありません。重要なのは自分の心を安らかにすることなのですから。

仕事

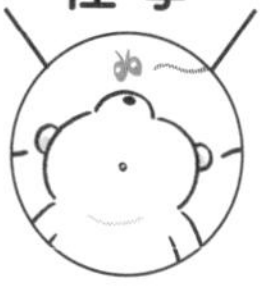

ケース3

上司とウマが合いません。仕事でやりにくさを感じています。どうしたらいいの？

こうした人は、**すべき思考にとらわれている可能性大**ですね。たとえば、**上司とはよい関係を持ってうまくやっていくべき、あるいは上司は部下の気持ちに配慮すべき、といった考え方**（62ページ・思考のくせ8）です。

では、どう対応すればいいのか。

「必ずしも上司とうまくやる必要はないと考えてみましょう」

「相手に気に入られようと、完璧にしようとするから疲れるのでは？」

「上司とはいえ完璧ではありません。すべての部下に目配りできないですよね」

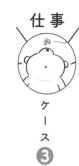

というように、すべき思考にとらわれないように、私なりに助け船を出すのです。ウマが合わない上司と完璧な関係を築いていこうとするからストレスになるのです。完璧を求めず〝いい加減〟で付き合えばいいと思いましょう。

うまくやらないと出世に響くというのなら、「この人とうまくやることができたら、自分にとってスキルになる」と前向きにとらえて関係を築く努力をしてみるのもいいでしょう。よくあるのは、一度相性が合わないと思ったら苦手意識が刷り込まれてしまうケース。こうなると、一緒に仕事をする時間がすべてストレスになります。もしかしたら、気の合う部分もあるかもしれないと考え、相手を観察してみるのもいいかもしれません。

人が10人いれば、気の合う人は3人、気の合わない人は3人、どちらでもない人は4人いると言われています。これは人間関係における好き嫌いの法則で、気が合わない人や嫌いな人は誰にでも一定数いるものです。ですから、気が合わないのはしかたがないと諦めることも大事。

本当にいやなら異動や転職といった方法もあると、柔軟に考えることが自分の心を軽くします。

仕事

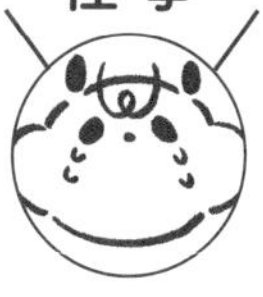

ケース4

どんなミスも部下のせい。ガミガミ文句だけ言う上司にイラつきます

上司は管理能力があって人望がなければならない、常に部下の気持ちに寄り添って行動ができる人であるべき……あなたは上司に対してこんな理想的なイメージを押し付けていませんか？　これも**すべき思考**（62ページ・思考のくせ8）ですね。誰しもこうした考え方は持っているものですが、それが極端に強くなると、上司に対してイライラがアップ！

では、このケースはどう考えればいいのか？　多くは上司が変わることを期待しても無駄です。まずは、上司に対する固定的な考え方をやめ、

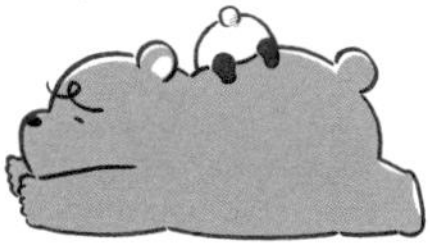

「できる上司ばかりではない。ダメな上司もいる。しょうがないなあ。いちおう聞くけど、流してしまえばいいや」

と、少し上から目線に変えてとらえてみるのも方法です。あるいは、

「上司はそもそも自分自身がその器だと思っていないかもしれない。自分が情けなくてそのイライラを部下にぶつけているのだ」

と上司の心情になって考えてみたり、あるいはポジティブに、

「自分はこんな上司になるのはやめよう」

「ダメな上司とうまくやるスキルを見つけ、自分の成長につなげよう」

と考える。また、

「そういえば学生時代、部活での自分のミスをすぐに後輩のせいにする先輩がいたなあ、猛特訓して見返してやった。もっと仕事を頑張って結果を出せば、上司も何も言わなくなるのでは」

など、過去の自分の経験から対処方法を見つけることもできるでしょう。こういった考え方に変えて、できない上司に対するストレスを軽減しましょう。

仕事

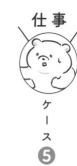

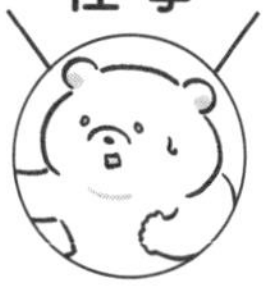

ケース5

自分から動かず指示待ち状態。やる気のない後輩に頭を抱えています

「せめてメモを取ろうよ。あなたのために言っているんだから」

「何でもかんでも聞いてこないで、少し自分で考えようね」

「いつも指示待ちで、自分から動こうとしない」


こうした後輩にイライラをつのらせている先輩たちからよく聞くお悩みです。**このイライラの原因は、すべき思考**（62ページ・思考のくせ8）からやってきます。先輩だから後輩はきちんと指導すべき、ここは先輩として注意すべきときだという考え方ですね。もちろん、自分が注意しなければならないという義務感もあるでしょう。誰しもこうした思いはあると思いますが、偏りすぎれば大きなストレスに。注意した相手が期待通りに行動してくれなかったり、従わなかったりすると、相手のためを思い言っているのになぜ?!と憤り、そして怒りを感じるようになるのです。

性格がまじめで先輩と後輩の関係はこうあるべきと思っている人もいれば、後輩の指導は先輩の役目と、上司からそう教えられてきたという人もいるでしょう。だから、ほかの人もそうあるべきと考えが固定しがちです。これは上司と部下の関係にも言えます。先輩だからといって、後輩に対して常に厳しく指導する必要はないのです。ときには、先輩・後輩という上下関係からくる高圧的な態度ではなく、同じ目線に立って話を聞いてみたら、実は、後輩なりの考えがあって動いていたということもあるかもしれません。

また、メモを取らない、いつも指示待ち、何でも聞いてくる、だから後輩はやる気がないと決めつけていないでしょうか。自分の指導がよくない、1から10まできちんと説明しないとできない後輩もいる、自分とは受けた教育が違うからしかたがない、などと見ることも自分の憤りを軽くする方法です。

仕事

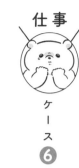

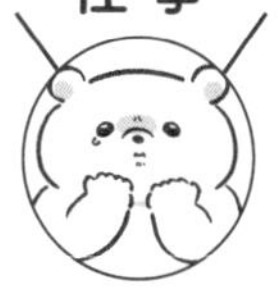

ケース6

同僚からの頼まれ事。本当は断りたいのに気を悪くさせてしまうかもと思い、できません

職場に時短勤務の人がいて終わらなかった仕事を頼まれた、飲み会の幹事を頼まれた、気が乗らない食事に誘われた、こんなとき断りたいのに断れない……ということはよくあります。誰でも断るときには抵抗を感じますし、気を使うもの。ですが、状況や相手が誰であれ、自分のキャパを超えて手に負えないこともあります。本当に断りたいと思ったら自分の心に嘘はつかず、しっかり断るとよいでしょう。

でも、断れない。そんな人は、**相手の気分を損ねないようにいい人であるべ**

き、そんな思いに偏りすぎてはいませんか。すべき思考（62ページ・思考のくせ8）**の人**は自分の中でベストな自分像をつくりがち。そして、それが守られなかったり、できなかったりしたときに、激しく落ち込んでしまうのです。ですから、相手の頼みを断ることに罪悪感を覚え、自分が悪い人間になったような思いにとらわれます。あるいは、思いやりのない、役に立たない人間だと思われているような気にもなるのです。自分に自信がないと、人からどう思われているかとても気になります。こうした人は自分に厳しすぎる部分があり、すべき思考が強いのです。頼まれ事に「NO」と言える行動につなげるために、

「一度断ったからといって、自分の人間性には関係ない」

「気を悪くしても一時的なこと。気にしないようにしよう」

「断って人間関係が壊れたらそれまでのこと。縁がなかったと諦めよう」

など、思考の引き出しを増やしましょう。断れない人は自分よりも相手の都合を優先しすぎ。相手の顔色を気にする必要はありません。断ることは、相手を粗末に扱ったり拒否したりすることではなくて、自分を大切にする行動でもあるのです。

仕事

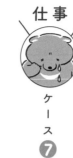

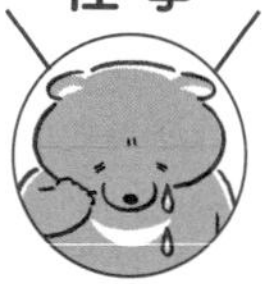

ケース 7

先輩女子に挨拶したのにスルーされてしまった。嫌われているの？

「私、無視されているのかも」

「挨拶もしてくれない、何か悪いことしたかな？」

自分から挨拶したのに相手がそれに答えてくれないと、ついそう思ってしまいがちです。**挨拶したのに返してくれないから、嫌われている、無視されていると決めつけるのは、根拠もなく結論を出す考え方**（56ページ・思考のくせ5）です。これにより、不安が大きくなったり、パニック状態になったりしてしまうのです。被害妄想的になって、これはいやがらせだとまで思うようになる

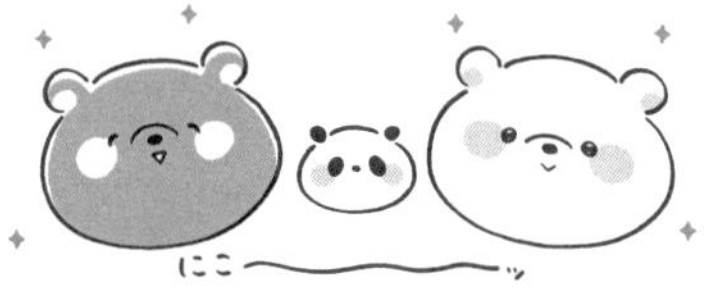

ケースも。でも、事実を確かめることもしないで傷つくのは損ですよね。このように不安を膨らませてしまう方にたずねるのは、

「それは本当なんでしょうか？　相手にどうして挨拶してくれなかったか聞いてみましたか？」

多くの方の答えは「いいえ」です。そこで、自身の勝手な思い込みがストレスを生み出していることを知ってもらうために、

「声が小さくて聞こえなかったかもしれないし、何か考え事をしていた、あるいは忙しくて、そもそも気づかなかったという考え方だってできますよね」

と、こんな言葉をかけることがあります。このように考えることで、心が少しでも軽くなればしめたものです。

また、「挨拶もできないマナーのない先輩ね、ふん」と、こう思ってずっとイライラする人もいるのではないでしょうか。これは相手に**悪いイメージを勝手に貼ってしまう考え方**（64ページ・思考のくせ9）です。

相手には挨拶ができなかった理由があったと考えたほうが、自分の心が疲れずにすみそうですね。

仕事

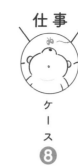

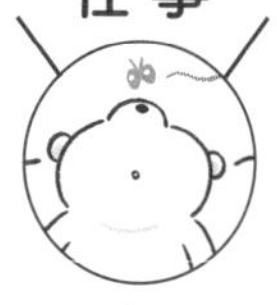

ケース8

頑張って仕上げた仕事を上司からほめられてもお世辞にすぎないと素直に喜べない……

人からほめられたり、自分の努力を否定したりするケースです。自分のよいことを小さく考えてしまう思考のくせがあるようです。普通なら、上司が認めてくれたと素直に喜びますよね。頑張ったのですから、自分にご褒美をあげてもいいわけです。でも、たまたまできただけと思ってしまう。身に覚えのある人もいるのでは？　これは**よいことを悪いことにすり替えてしまう考え方**（54ページ・思考のくせ4）です。

誰でもお世辞を言われたときに「そんなことないですよ」と謙遜することは

ありますが、これは大きな問題ではありません。しかし、この思考のくせが強いと、うまくやれたことやよかったことがあっても、あれこれと理由をつけてすべて悪い方向に解釈してしまうのです。自分に自信がないことからくるのかもしれませんが、この思考のくせに偏ると、自分なりの達成感や幸福感などを感じにくくなってしまうのですね。こんな方は、

「お世辞でも上司は自分を励ましてくれているんだ。その好意に感謝しよう」

「ほめられたという事実をポジティブに受け止めよう」

「頑張った自分をほめてあげよう」

と、思考を切り替えてみてください。普段から自分自身のうまくできた、成功したことを素直にほめるという習慣をつけるという方法もいいですね。また、ほめられたら勝手に相手の真意を勘繰らずに、条件反射的に「ありがとうございます」と返すというトレーニングも有効です。

ほめられたことを素直に受け取れないと、自分だけでなく相手の気持ちもダウンさせてしまう可能性もあり、人間関係にも影響を及ぼします。

思考のくせは変えられると信じて、毎日トレーニングしていきましょう。

仕事

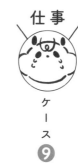

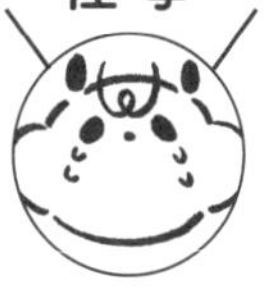

ケース9

仕事で小さなミスをしてしまった。これまでの成果はすべて台無しだ！

誰でも失敗すればダメだなと落ち込むこともありますし、自分の短所をいやだなと思うことはあります。そうは思っても成功体験を思い出して自らを奮い立たせたり、自身のいいところを認めたりするなどして自分を肯定するもの。でも、それができないのがこのケースです。

これは**自分の失敗や悪いことを大げさにとらえ、成功やいいことはあまり評価しない思考ぐせ**（58ページ・思考のくせ6）です。

「上司は小さなミスだから大丈夫と笑って許してくれたけど、きっと大きなミ

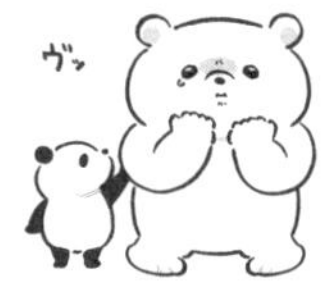

スに違いない。もう昇進はない」「仕事で頑張って得意先から受注があった。でもこれは私の実力ではない」「自分は英語ができるけど大したことじゃない。それよりも自分はITに疎いから、できない仕事人だ」と、こんなふうに考えてしまいがちな人は、この思考ぐせに偏っていると言えそうですね。ほんの小さな失敗をしてしまったことで、**今までのことがすべて失敗になると考える思考**（46ページ・思考のくせ1）や、**成功をたまたま成功したと思ってしまう考え方**（54ページ・思考のくせ4）とも似たところがあります。

さて、こうした思考ぐせの対処法としては、成功は成功、失敗は失敗、よいことはよいこと、悪いことは悪いこと、という客観的な視点を持つことが大事です。ミスは行動した結果。多くのことにチャレンジしてミスをたくさんしてくださいと言いたいです。そのほうが後でさまざまなことに気配りができ、成功につながるからです。なぜそう言えるのかというと、私がそうだったからです。私もうつ病を克服した経験をもとに整体院を開き、今は多くの方の心と体のケアに役立つことができています。小さなミスは成功のもと。ミスをしても自己評価を下げることなく、自分を励ましていただきたいですね。

仕事

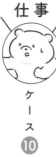

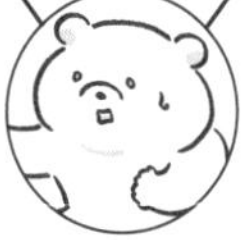

ケース10

部下が言うことを聞いてくれません。自分に管理能力がない？

人によって抱えるストレスの大小はあるものの、上司の方は多かれ少なかれこうした悩みを抱くようですね。指示をしても言うことを聞かない、指示とは違うことをやる、ホウレンソウがない、生意気、態度が悪い、やる気がない……しまいには、部下が言うことを聞かないのはお前のせいだと言われ自分を責めてしまうケースも。これは、**上司は部下を管理すべきというすべき思考**（62ページ・考え方のくせ8）**が強い**人に多いようです。すべての部下に言うことを聞いてもらわなければいけないと取り組み、それができないことでストレスを抱えてしまうのです。

こうした方たちへ最初にお話しするのがよくビジネスで使われる、コミュニケーションにおける人間関係の比率「3：4：3の法則」です。

これは、何をやっていても気が合い自分の味方になってくれる人は全体の3割、味方でも敵でもない人は4割、何をやっても気が合わず、味方になってくれない人は3割いるということ。まじめな人や完璧主義の人は、何をやっても味方になってくれないこの最後の3割に一生懸命に力を注ぎ、疲れ果ててしまう傾向にあります。だから、この3割には目をつぶり、残りの7割を自分の味方にすればよしとしましょう、とお話しするのです。

この話を聞いて、「なるほど！」と心を少し軽くされる方もいますし、「自分は完璧を求めすぎていた。少し肩の力を抜いてもいいんだな」とご自身を振り返られる方もいます。

すべての部下を自分の思い通りにコントロールすることはできないと考えるだけで、イライラや憤りは少なくなるのではないでしょうか。

仕事

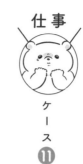

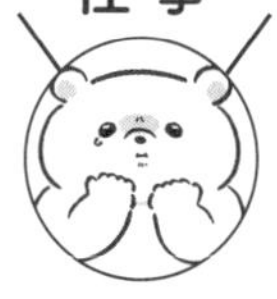

ケース11

仕事の量が多く いつも予定通りに 終わりません。 どうしたら……

プレゼン資料・企画書・会議資料・報告書などの書類作成、クライアントへの納品など、仕事では締め切りや納期がつきものです。しかし、差し迫る納期に焦ってしまい、時間だけがすぎていき直前になっても終わらずパニックに！

私の患者さんにはビジネスパーソンが多く、こうした納期に関する仕事上の悩みはよくうかがいます。ときどきはしかたないとはいえ、いつも納期を守れないというのは、やはり困りものですね。計画を立てて実践すれば終わるはずという声が聞こえてきそうですが、実はここにも思考のくせが潜んでいます。本来は内容が完璧であることよりも期日に間に合わせるほうが大事なのにそれができなくなっているケースもあるのです。たとえば、このような考え方です。

「中途半端ではなく、きちんと仕上げないと自分の評価が下がるのでは？と不安になります」

「絶対に出来の悪いものを出してはいけないのは当たり前です。それができないのはくやしい！」

と、こんなフレーズが頭に浮かぶのです。これは、**すべき、すべきでないと考えてそこから外れない思考ぐせ**（62ページ・思考のくせ8）です。

そしてもうひとつが、**100％の出来でないと意味がないと考える、全か無かの二分思考**（46ページ・思考のくせ1）です。これは「テストで100点取れなかったら0点と同じ」「トップになれないなら努力しても無駄」のように考えてしまう思考ぐせと同じです。完璧にできないと自分に価値がないと考え、自己肯定感を下げることにもなってしまいます。

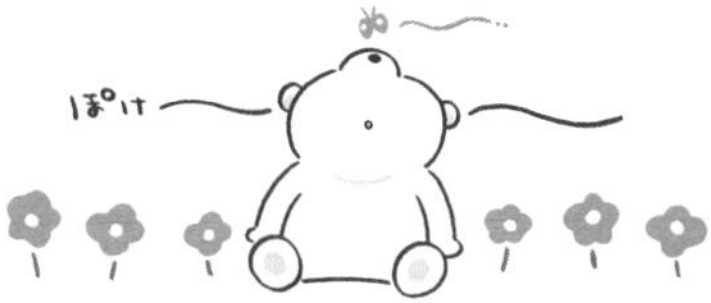

少しでも心を楽にする考え方をするには、無理して100点取るのではなく、無理しないで90点でいいと考えてみる。あるいは、〇〇すべきと断定しないで、〇〇であればいいという考え方にしてみましょう。すると、

「プレゼン資料が完璧でなかったとしても、それだけで自分は評価されない」

「期日が守れるなら70％でもよしとしよう」

「納期を守れないこともある。次は気を付けよう」

と、考えることができるのではないでしょうか。こうして考えながら仕事を進めても納期に間に合いそうにないなら、ひとりで抱え込まず、上司に相談するという行動に出る選択肢もありますよね。そうアドバイスすると、

「それは難しいかも。だって上司に相談して、この程度のことができないでどうする！と叱られるのではないかと。そうなるとクビになるかもしれません」

と考えるケースもあります。ここでもまた思考のくせが出てきましたね。**相談して叱られるかどうかはわかりません。それもしていないのに根拠なく悪い結論を出してしまう思考のくせ**（56ページ・思考のくせ5）です。

「上司を怒らせたからといってクビになることはないですし、叱られたことを

次にいかせばいいのです」

このように考えることができれば、上司に相談するという行動もスムーズにできるようになるのではないでしょうか。

納期を守れない自分に焦りを感じたり、イライラしたりするのではなく、逆のパターンもあります。期限を守らない同僚や部下、クライアントにイライラさせられるということもありますよね。すべき思考に大きく偏ってしまっていると、すべきという自分のルールを自分だけでなく他人にも課してしまい、それができない他人を批判してしまうのです。そんなときは、

「企画書の内容は後で詰めればいいので、納期だけは守ってね」

「できないときは相談してくださいね」

そうひと声かけると、相手も心が楽になり、納期に遅れることがなくなる可能性も。それでも相手が変わらなければ、それ以上付き合う必要はありません。後輩や同僚であれば「そこまで自分が面倒をみる必要はない。変われないのは本人の問題」と割り切りましょう。また、取引先の場合ならきちんとやってくれるクライアントに変えるという決断をすればいいのです。

仕事

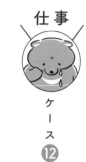

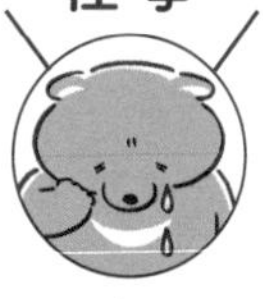

ケース⑫

IT、AI、リモート……こうした時代に対応していけるかとても不安です

現代はコンピュータやネットワークが駆使されるIT時代。今後のAI（人工知能）のさらなる普及は私たちの働き方を大きく変えるとまで言われています。このような時代の変化についていけるのか、あるいは、取り残されるのではないかと、最先端の技術についていけないことからくる焦りや不安を口にされる方がいます。いくつかのケースをご紹介しましょう。

ひとつは、自分のパソコンやネットワークのスキルは問題ないのに、**根拠なく将来のことを過度に不安に思ってしまう思考**（56ページ・思考のくせ5）

です。現状は問題なくこなしているわけですから、技術の進歩に応じてスキルを磨く努力をすればこうした不安は軽減されるはず。もうひとつの思考は、パソコンが苦手、ネットワークの知識がない＝会社ではダメ人間、あるいは役立たずと決めつけているケース。これは**一部分だけを見てレッテルを貼るネガティブな考え方**（64ページ・思考のくせ9）です。ITのスキルはその人の一部で、ほかにたくさんよいところがあるはずなのに、そこには目がいきません。

自分にレッテルを貼り、それを言い訳にしているようです。この場合は「パソコンやオンライン会議は苦手だけど、少しでもできるように努力しよう」と、行動に移していきたいですね。そうすれば少しずつ達成感を得て、評価を落とすようなレッテル貼りは自然としなくなるのではないでしょうか。

一生懸命にやるべきことをしても不安に思うなら、今の生き方を見直して、「いやなら、会社を変えてもいいし、ITやAIとは無縁の生活をしてもいい」そう考えるのもひとつの手です。そもそも、人にはさまざまな選択肢が与えられています。テレビやパソコンを持たず、豊かな自然に囲まれてのんびりと生きる道を選ぶ人だっているんですから。

仕事

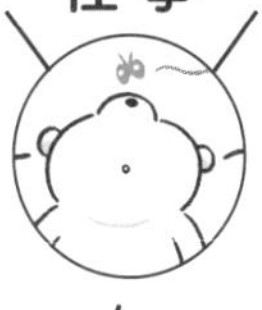

ケース⑬

通勤は片道2時間、毎日クタクタです。電車に乗るのがもういや！

通勤に片道2時間かけているという人はそう多くはいないと思いますが、郊外に住んで職場は都市部にあるため、長い距離を電車で通勤するという人は多いはずです。

体が疲れて電車に乗って会社に行くのがいやだなあと思うと、電車は自分にとっていやなもの、楽しくないものと思い込んでしまうのです。**よくない思いにこだわって、そればかりを考えてしまうことで気持ちがダウンしてしまう考え方**（52ページ・思考のくせ3）です。この場合、まずアドバイスするのは、

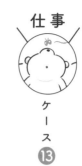

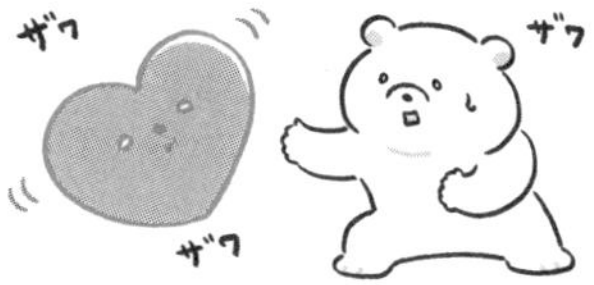

視点を変えてみること。まず、電車に乗る＝楽しいこと、にできると考えてみる。そして、電車に乗っているときに好きなゲームをするなど自分の好きなことをして楽しむ時間にあてるのです。あるいは、好きな漫画や本を読む時間にしてもいいですね。ある患者さんは英語のリスニングの勉強をして、電車に乗るのが苦痛でなくなったと教えてくれました。

もちろん、そんなことでは解決できない！という方もいます。昔の私がそうで、会社がいやでだんだん電車に乗ることができなくなりました。それでも頑張って会社に通い、うつ病になったのです。うつから回復した経験から言えるのは、自分にとってのプライオリティーは何かを考えることです。

今の会社にいることが幸せなら会社の近くに引っ越すほうがよいかもしれないですし、自分の体を大切に思うなら自宅近くにある会社に転職するのも手。一方、遠距離通勤を覚悟している人もいます。都会では味わえない自然の中で広い家に住み、週末はのんびりとゆとりある暮らしを満喫するために、平日は頑張ると決意しているのです。自分にとっての幸せが何かがわかれば対処のしかたは明確になります。

仕事

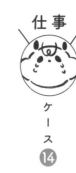

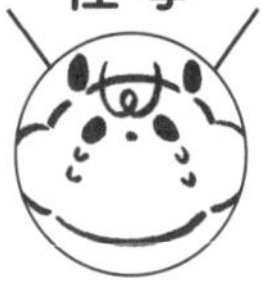

ケース14

毎日同じことの繰り返しでうんざり。仕事に行きたくありません

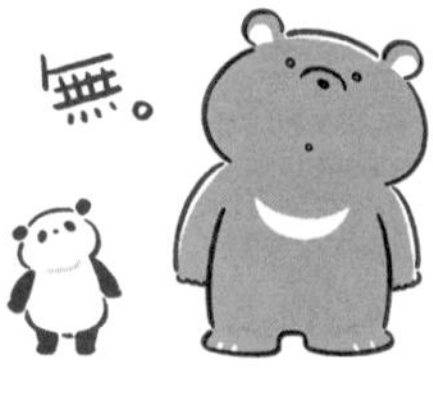

こんなストレスを抱えている人は、仕事いやだな↓行きたくないな↓会社に行かない、という気持ちのプロセスがあります。

「仕事に行きたくないなら、辞めるのはどうですか？」

私はズバリとこう言います。すると、患者さんは、

「せっかく入った会社だから……」

「でも、行きたくないんですよね。限りある人生なんですから、本当にやりたいことをすればいいのではないですか。なのに行くのは、時間の無駄では？」

「そうはいっても、やりたいこともないし……」

と、もごもご。こんな感じの会話になることがたびたびです。

こうした方は、自分が取り組む仕事や会社のよくない面、悪い面ばかりを見ているケースが多いと感じます。**考え方のくせで言うと、よい面を無視して悪い面だけをとらえる思考**です（52ページ・思考のくせ3）。この思考から抜け出すには、視点をいいことのほうに向けること。そして私がお話しするのは、「嘘でかまわないので、仕事行きたいな、仕事やりたいなと無理やり思ってみてください。そう思い込むうちにその気持ちが本物になってきますから」

頭の中を無理やりポジティブにするわけです。聞いた人は「えっ？」とけげんな顔をされます。やるかやらないかは本人におまかせしています。

会社に行きたくないという人は、仕事におけるやりがいとか、自分にとってのよい人間関係が見えなくなっているのでは。いいことを無視しないで、そこに目を向けてみましょう。よい面を見ると、仕事のおもしろさに気づくかもしれないし、自分が知らなかったことが学べるというふうに見方が変わるかもしれませんし、ここで自分のスキルを磨こうと思えるかもしれません。

仕事

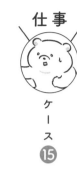

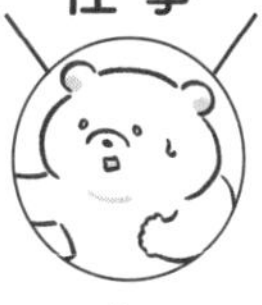

ケース15

大勢を前にしてのプレゼンが苦手です。いつも緊張して、冷や汗が出てしまう……

プレゼンはビジネスパーソンにとって必要不可欠なもの。回避できないからこそ、大きなストレスとなっています。プレゼンのたびに全身から冷や汗が出たり、べっとり手汗をかいたり、胸がざわざわしたり……というのはまだましで、私の患者さんには「症状が重く、動悸で胸はバクバク、体がほてり、その場に倒れ込んでしまいました」という人もいました。

プレゼンを前にどんなに万全の準備をして取り組んだとしても、極度な緊張状態になってしまう人に共通しているのが、失敗するかもしれないという思考くせ。**根拠もないのに、失敗するという悪い結果を勝手に予測しているだけ**（56ページ・思考のくせ5）なんです。これがストレスの源。失敗を恐れるから態度もおどおどするし、プレゼン全体の印象が悪くなってしまうのです。

こうした悩みを持つ患者さんにいつも私は、

「自信がなくても、苦手でも、嘘でもいいので、とにかく頭の中でプレゼンがうまくいくと思い込んでください」

と言っています。多くの患者さんは「それで解決されるの？」と懐疑的な顔を私に向けてきますが、続けて言うのが、

「プレゼンの始まるずっと前から、当日うまくいって拍手喝采されている場面を頭の中で思い浮かべる練習をしましょう」

これは頭の中でよい結果に決めつけるためのトレーニングです。プレゼンの勝負は当日ではなくそれ以前から始まっていると、私は思っています。ですから、商談が上手くいった場面、初対面のクライアントとコミュニケーションがうまくとれたシーン、これを日常生活の中で思い浮かべるくせをつけてもらうのです。実際、トレーニングを重ねた患者さんからは、「プレゼンがまったく

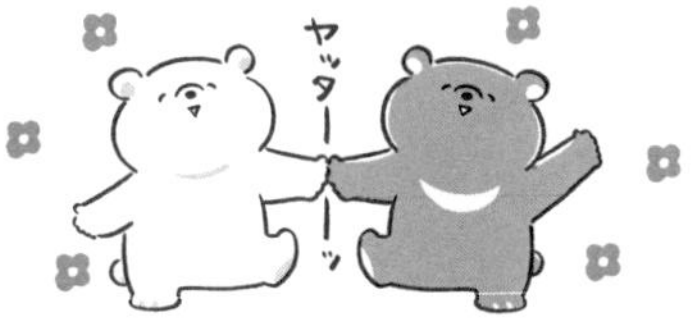

怖くなくなりました」「パニックになることがなくなりました」といった声をいただいています。

失敗するのでは？と強く考えてしまう人は、自分のことを過度に気にしています。他人に置き換えてみるとわかるのですが、他人がプレゼンしているとき、少し言葉がつまっただけで、あなたは大きな失敗とみるでしょうか。特に気になりませんよね。他人のことはそれほど気にしてはいないのです。人間は自分のことに目がいきがち。自分のことをあまり気にしすぎないようにしましょうね、ということです。

プレゼン前は体が緊張しているので、姿勢を正したり、深呼吸をしたり、体からのアプローチで物理的にリラックスできます。こうして体の緊張をとると同時に、普段から考え方のくせを変えて脳からリラックスすることでプレゼンに強い体を目指しましょう。

仕事

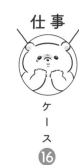

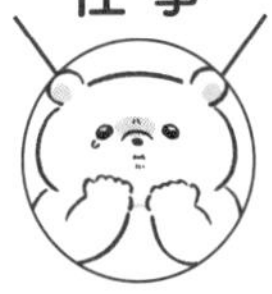

ケース16

会社では営業を担当。ノルマ、予算、前年比……。数字のことを思うと動悸がしてきます

目標売上、営業利益など常に数字に追われる営業は、かなりストレスフルな職種といえます。毎日が数字との格闘で、いやだ、いやだと心で思いながらも、結果を出そうと体を酷使して疲労困憊。私の整体院にも、程度の差はあれ、ストレスを抱えた営業マンの方が多数いらっしゃいますが、胸がドキドキして心がざわつく、呼吸が浅くなる、いろいろと考えて眠れない、夜中に目が覚めてしまうなど、その症状はさまざまです。

私もかつてはサラリーマン。ですから、組織の中で働くことの大変さや結果を出さなければいけない苦労というのはわかっているつもりです。

こうした悩みを持つ方を目の前にして思うのは、仕事を楽しめていないないということです。そうさせてしまっている原因のひとつが考え方のくせです。

たとえば、**0か100か思考**（46ページ・思考のくせ1）のパターン。極端な完璧主義者ゆえに、その口ぐせとしては、

「すべての仕事で、いつもよい数字をあげなければ意味がない」

「この商談を成功させることができないと、私は終わりだ」

といったようなものになります。また、**自分に起こった出来事のいいところを見ない心のフィルター思考**（52ページ・思考のくせ3）だと、顧客対応の多くは問題ないのに、ひとつのクレームがあると、

「やっぱり私には営業の才能がないんだ」

「相手の要望を組みとれないなんて、何て私はダメ人間なんだ」

となってしまうのです。**ネガティブな自己イメージを創りあげてしまうレッテル貼り思考**（64ページ・思考のくせ9）になると、次のような考え方で自分を追い詰めます。

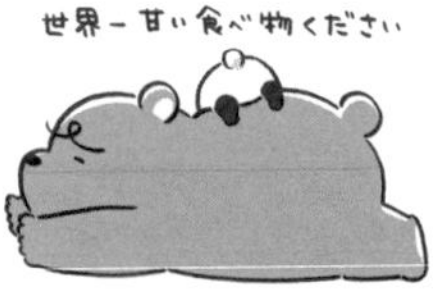

「ノルマを達成できないと、無能というレッテルを貼られてしまう」
「今月の目標売上に届かなかった。自分は負け組だ」
こんな考え方のくせをしていないでしょうか。これでは仕事が楽しくなるはずがありません。数字という結果で評価され続けることで、いやになるのはわかります。ですが、考え方を少し変えることで、仕事への意欲が湧いたり、前向きに取り組めたりするということを知っていただきたいのです。

極端な完璧主義をやめ、「すべての仕事で、いつもよい数字をあげなければ意味がない」から「すべての数字をあげるのは無理。できる限りでよしとしよう」に、また、一度ミスしたときは、「やっぱり私には営業の才能がないんだ」ではなく「いつもはできているから営業のスキルはある、今回はたまたまできなかっただけ」と考える。あるいは、「今月の目標売上に届かなかった。自分は負け組だ」から「そんなときもある。次に頑張ればいい」といったように考え方のくせを変える訓練をしていきましょう。

考え方のくせに気づくことができれば、自分を振り返り、気持ちを整理するきっかけをつかめると思います。

仕事

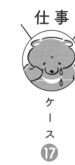

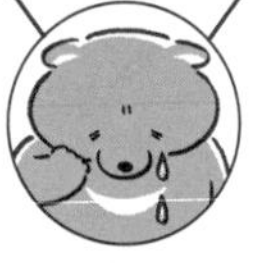

ケース17

同期の中では一番成果はあげているのに……。人事評価の結果に納得できません

人事は公正、公平であるべき、自分は一生懸命に働いているのだからその努力は報われるべき――そう強く考える人ほど、自分よりも成績の悪い人が先に昇進することには我慢できないようです。**これは自分の中のルールにこだわる、すべき思考**（62ページ・思考のくせ8）です。

確かに、頑張ってきたのにそれが報われないと心も折れるでしょうし、怒りやくやしさだって湧いてきます。最近は納得できない人事評価には、上司や人事部に不満を言ってくる人は少なくないようです。

私もサラリーマン経験があるのでわかるのですが、評価をするのは他人なので、自分の思い通りにはならないもの。ですから、心が楽になるように次のように考えたいのです。

「自分も上司に気に入られるようにして引き上げてもらおう」

「人事の人も人間。好き嫌いはあるから評価が偏るのはしかたがない」

「異動願いを出してみよう。上司が変われば評価も変わるかもしれない」

「降格したわけじゃないからよしとしよう」

また、どう考えても、あまりにも理不尽な人事評価だとしたら、

「会社にしがみつく必要はない。会社に頼らず生きていけるスキルを今のうちに磨いておこう」

と考えてもいいわけです。

とはいえ、自分なりに努力や工夫をして成果を上げているつもりでも、そもそも客観的に見ると数字としての結果がかんばしくなかったということだってあります。自己評価を本来の能力より高く見積もっているケースですね。自分を俯瞰して見られると、精神的ストレスを抱えないですむこともあるのです。

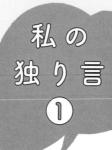

私の独り言①

自己肯定感が低く
なっていませんか？
自分を信じて
あげましょう

「どうせ」「自分なんか」「だめに決まってる」など、口ぐせになっていませんか？　自信を持って生きることが怖くなっていませんか？　自信なんて根拠がなくてよいのです。周りにひとりぐらいは、たいして仕事もできないのに、自信満々の人がいませんか？

「自分ならやれる」「うまくいく」など、口ぐせを変えてみたらどうでしょうか？　根拠なんて必要ありません。嘘でもいいから、大丈夫と思えばいいのです。それがきっと成功を導きます。

　子どもの頃から、親や教師などに完璧を求められたり、歩む道を決められたりして、できなければ叱られたというような方は、自己肯定感が低くなる傾向があります。

　誰かの評価なんて関係ありません。自分自身を信じてあげませんか？　子どもを信じてあげませんか？　できると思えばできるのですから。

家庭編

夫婦・親子・嫁姑の関係は身内だからこその難しさも。子育ても重くのしかかります。

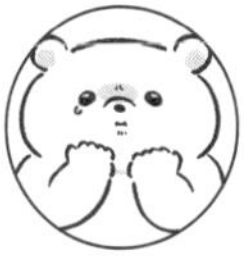

ケース1

中学生の息子が反抗期です。返事もしてくれず少し寂しい……

「小学校までは、お母さん、お母さんとうるさかったのに、中学生になったら、私の言うことには返事もしないで、完全無視」

「小学校までは明るくいつもニコニコしていたのに、一切話さなくなり、その変わりように大ショック」

「何にでもつっかかり、文句をつけて人のせいにして、会話が成り立たない」

反抗期は大人になるための重要なステップ。そうわかってはいても、子どもの反抗期に直面するとどうしていいか……と悩むお母さんは、少なくないようです。自分から離れていく息子を目の前にして、空虚感を感じる、悲しいという気持ちが大きくなり、エスカレートすると不安になる、あるいは頭痛や不眠といった自律神経症状が出てしまう人もいるのです。

こうしたネガティブな気持ちになってしまうのは、**親の言うことは素直に聞くべき、親に対してはきちんと対応すべきといった、すべき思考**（62ページ・思考のくせ8）**が強いから**です。ここは、自我が出てきたことを喜ぶ、数年で終わるから我慢するなど、気にしないことが子どものためになると考えてはどうでしょうか。納得できなくても思い込みの世界に浸り、すべき思考から無理やりにでも離れるほうがよいでしょう。

反抗期には「うるせぇ」「ばばあ」などの暴言を吐かれることもあります。このように反抗期に特有な子どもの言動があまりにもひどいと、それを自分の

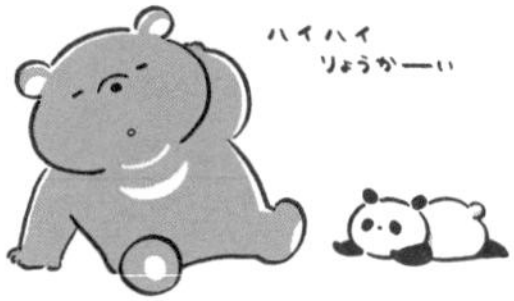

せいにする方もいます。子どもが怒るのは、あるいは無視するのは、自分が何かいけないことをしたり、言ったりしたからではないかと思ってしまうのです。これも思考のくせで、**これは何か悪いことが起こったときに、自分に関連付けてしまう考え方**（66ページ・思考のくせ10）です。そんなふうに考えてしまう人いるの？と驚かれるかもしれませんが、実際にいるのです。

「反抗期はどんな子どもにも普通に起こることなんですよ」

あまりにも当たり前のことなのですが、これを言葉にして言ってあげるだけで、安心され、少し冷静になって考えられるようになるようです。親といっても子どものすべてに責任を持つことなどできません。

子どもが非行に走った、子どもが罪を犯してしまったというときに、すべて親である自分が悪い、自分の育て方が間違っていたと思うケースも、自分に関連付けてしまう思考です。相手に影響を与えることはあっても子どもを非行や犯罪に向かわせる操作をしたわけではありません。ここをしっかり分けて考えたいですね。

家庭

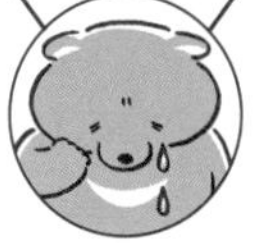

ケース2

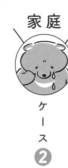

感情にまかせて子どもを叱ってしまった。だめな母親だと悩んでしまうことが……

言うことを聞かないことにだんだん腹が立ってきて、感情的になって怒鳴ってしまった、〇〇ちゃんはできるのに、どうしてあなたはできないのと、ほかの子と比べて叱ってしまったなどなど、子育ての悩みを抱えている患者さんの話を聞く中で、よく話題に上るのが子どもの叱り方です。

これまでいろいろな方のお話を聞いて私なりに思うのが、子どもの叱り方で悩んでしまうお母さんには、3つの思考パターンがあると感じています。

ひとつは、**0か100かしかないという考え方**（46ページ・思考のくせ1）

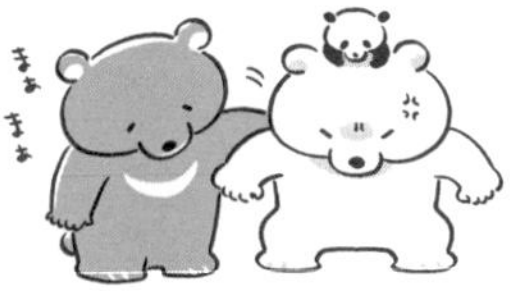

です。この思考パターンの人は、たとえば、叱るときは感情的になってはいけない、子どもに伝わるように叱るべきと、自分なりの理想の叱り方を持っています。しかし、いつも同じようにできるとは限りません。つい声を荒らげて叱ることもあります。でも、それが許せず、失敗してしまった！　なぜよい叱り方ができなかったのかと悩み、そのことがストレスになるのです。

　いつも冷静に完璧な叱り方をすることはできない、失敗もあるよね、と考えれば心おだやかになれるはず。今日は虫の居所が悪くて感情的になってしまった、そんな日もあると自分を許してあげることです。

　また、こんな思考パターンもあります。

　普段は上手な叱り方をしているのに、一度だけ叱りすぎてしまったとしましょう。こんなことはよくあることです。ですが、子どもの人格に何か悪影響を与えてしまったのではないか、深く傷ついて立ち直れないのではないかと考えてしまうのです。このように**自分の失敗（この場合、感情的に叱ってしまったこと）を大きく考え、いいこと（この場合は、いつもは上手に叱っていること）を小さく考えて、すべて台無し（この場合、子どもの人格がゆがんでしま**

う）だと考えてしまう（58ページ・思考のくせ6）のです。ちなみに、異なるケースでは、たとえば、会社で小さなミスをしただけなのに大失敗ととらえて、社会人として失格、会社を辞めたほうがいいと勝手に事を大きくしてしまうのがこの思考のパターンです。

さて、叱り方の話に戻しますと、一度くらい叱り方を間違えただけで子どもの人格をゆがめてしまうことはないですよね。小さなミスは小さなミス、すべて台無しなわけではないと考えればいいのです。

悪い叱り方をしたと一度の失敗にとらわれていつまでもくよくよ悩んでしまう人は、**全体の中の悪いことばかりを見てしまう考え方**（52ページ・思考のくせ3）を持っているかもしれません。ひとつの悪いことをくよくよ考えてしまい、よい面が見えなくなっているのです。いつもよい叱り方ができている自分を思い出し、視点を切り替えてみましょう。たった一度のミスはどうでもよいことです。普段続けているよい面に目を向け、いつもはできているのだからくよくよ悩むのはやめようと思えばいいのです。

家庭

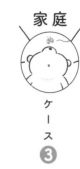

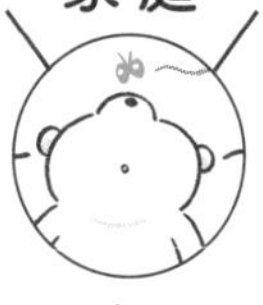

ケース3

仕事も子育ても頑張ってやっています。でも、ちゃんと両立ができているか不安です

共働き家庭のワーキングマザーは今や珍しくはありません。子育てしながらフルタイムで働く女性も多くいます。でも、さまざまな調査からわかるのが、仕事と育児の両立に不安を抱えている人は少なくないということ。

たくさんの患者さんを診て思うのは、仕事をバリバリやりながら子育てもしたい――そう思って完璧を求めすぎる人ほど、自分自身を追い詰めてしまうようです。自分が理想とする仕事と育児を完璧にできないことが不安になる……。そんな人は、**物事は100点か0点かという視点でしか見ない思考パ**

ターン（46ページ・思考のくせ1）です。この場合、「100点を取る必要はない」「70点でもよしとしよう。周囲から見たら100点かもしれない」「自分が思う100点は、ほかの人から見たら120点かもしれない」と、あいまいさや妥協することを認める勇気を持ちたいですね。

また、こんな方もいます。いつもは仕事と家事や育児をきちんとこなしているのに、保育園に通う子どもがたまたま熱を出してしまい、園から迎えにくるよう言われたものの、どうしても代わりのきかない仕事があり迎えに行けなかったとしましょう。こうしたことは起こりえますよね。でもこのようにたまたまできなかっただけなのに、「ああ、いつも自分は子どもに寂しい思いをさせている」「私はだめな母親だ」と、これを両立できていないと考え責めるのです。**1回失敗しただけなのに、すべてができていないと思う**（50ページ・思考のくせ2）のです。専門的には一般化のしすぎといい、一度や二度の失敗があると、いつも自分はこうだと考えるくせです。いつもではない、たまたま迎えに行けなかっただけ、と考えて冷静に見るようにしていけば、この思考のくせによるストレスを減らすことができるはずです。

家庭

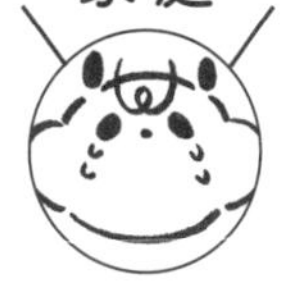

ケース4

自分の親や夫の両親からの「子どもはまだ？」のプレッシャーがつらい

早く孫の顔が見たいわね」

「子どもはまだなのかしら？」

「私があなたぐらいの年齢のときには、もう2人目を産んで……」

親からのこうした心ない言葉の集中砲火を浴びて、つらいと感じている女性は多いようです。夫婦で妊活に取り組んでも、あるいは不妊治療をしても子どもがなかなかできないと、体調を崩してしまう女性も少なくありません。妊活うつという言葉もあるくらいですから。欲しいのにできない……と必要以上に自分を追い詰めてしまえば、大きなストレスになります。

私の元へは自律神経の不調を抱えた方がいらっしゃいますが、よくよく話を聞くと子どもができないことがストレスになっているというのです。

そもそも自律神経の不調は不妊につながります。体がすごく緊張していたり、ストレスを抱えたりしていると、体は副腎という臓器でストレスに対抗するためのホルモンを一生懸命につくり出して体を守ろうとします。また、この副腎という臓器では、妊娠に関係する女性ホルモンもつくっています。大きなストレスがかかると抗ストレスホルモンづくりにかかりっきりになり、女性ホルモンの分泌が減ってしまいます。こうして妊娠のための準備ができない体内環境になってしまうというわけです。

不妊がストレスとなって自律神経を乱しているのか、自律神経の働きが乱れるから不妊になるのか。どちらが先でも、ストレスを抱えてしまうことで、妊娠しにくい環境になってしまうと言えます。

さて、こうしたケースでは、考え方のくせが自分自身をストレスフルにしている場合があります。結婚したら絶対にすぐに子どもを授かって家族をつくるべきと強く思い込んでいませんか。これは**すべき思考**（62ページ・思考のくせ8）です。この考え方のくせがあると、子どもが持てないことで自分を責めるようになります。あるいは、子どもがいないから不幸せだと、自分自身に悪いレッテルを貼る考え方をする人もいるのではないでしょうか。**ネガティブな自己イメージを創り上げ、それを固定化してしまっている**（64ページ・思考のくせ9）のです。こんなときは、

「子どもは授かりものだから、なりゆきにまかせればいい」

「友人たちと比較するのはやめよう」

「子どもがいても幸せとは限らない」

「幸せかそうでないかは、子どもがいるいないとは別の問題」

「子どもを持たない分、夫婦で好きなことができる」

などと考えることで、心の重みを軽くできるのではないでしょうか。

今の時代、結婚しても子どもを持たない選択をするカップルは大勢います。さまざまな結婚のスタイルがあるので、結婚してもふたりで仲良く暮らしていれば何の問題もないはずです。どうしても子どもが欲しいというなら、不妊治

愛読者カード

お買い求めの本の書名

お買い求めになった動機は何ですか？（複数回答可）

1. タイトルにひかれて　2. デザインが気に入ったから
3. 内容が良さそうだから　4. 人にすすめられて
5. 新聞・雑誌の広告で（掲載紙誌名　）
6. その他（　）

表紙	1. 良い	2. ふつう	3. 良くない
定価	1. 安い	2. ふつう	3. 高い

最近関心を持っていること、お読みになりたい本は？

本書に対するご意見・ご感想をお聞かせください

ご感想を広告等、書籍のPRに使わせていただいてもよろしいですか？

1. 実名で可　2. 匿名で可　3. 不可

ご協力ありがとうございました。
尚、ご提供いただきました情報は、個人情報を含まない統計的な資料の作成等に使用します。その他の利用について詳しくは、当社ホームページ https://publications.asahi.com/company/privacy/ をご覧下さい。

郵便はがき

おそれいりますが切手をお貼り下さい

104-8011

東京都中央区築地5―3―2

株式会社
朝日新聞出版
生活・文化編集部 行

ご住所 〒 電話 （ ）		
ふりがな お名前		
Eメールアドレス		
ご職業	年齢 歳	性別 男・女

このたびは本書をご購読いただきありがとうございます。
今後の企画の参考にさせていただきますので、ご記入のうえ、ご返送下さい。
お送りいただいた方の中から抽選で毎月10名様に図書カードを差し上げます。
当選の発表は、発送をもってかえさせていただきます。

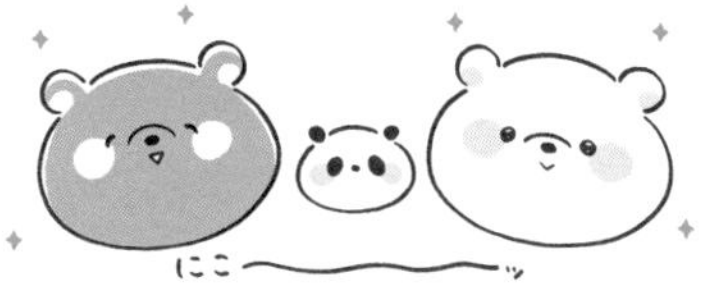

療をしたいなら、とことんやってください。納得するまでやって最終的に子どもができないのであれば、くよくよしてもしかたがないから、子どものいない人生を楽しく生きようと考え方を切り替えてみるのもいいかもしれません。実際患者さんの中には、気持ちの整理がつくとストレスが軽減されるのか、「諦めていたのに妊娠しました」というケースもありました。体や心の緊張をとることで女性ホルモンの分泌が正常になり、妊娠しやすい環境をつくります。

自分は子どもはいてもいなくてもどちらでもいいのだけれど、親の「子どもを持つべき思考」に巻き込まれてしまうケースもあります。結婚して子どもを授かるのが当たり前、結婚したら子どもを持つべき、子どもを持ってはじめて一人前になる……親のこうした思考が強ければ強いほど、それを受ける側は大きなストレスとなってしまうのです。こうしたときは感情的に対応するのではなく、なるべく冷静に自分の考え方を説明したいですね。

家庭

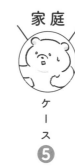

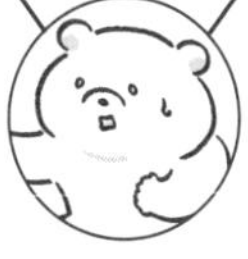

ケース5

姑が何かと干渉してきます。夫も味方についてくれません

嫁姑問題にもいろいろありますが、このケースは姑の過干渉。その間にはさまれどうしてよいかわからない夫……。よくある構図ですね。

すぐに家族で集まりたがる、用件もないのに電話してくる、不必要な贈り物をしてくる、連絡しないで急にやってくる、育児や家事に口を出す、気まぐれに電話してきてどこにいるのか聞かれる、などなど。大なり小なり姑との関係に悩みを抱える女性は少なくないはず。直接的にいじめられているわけでもないですし、悪気はなく無意識に行動しているようにも見えるので、夫の理解も得られない、我慢してストレスをため込んでしまいがちです。

嫁姑バトルで起こっているのが、互いの強いすべき思考（62ページ・思考のくせ8）**がぶつかり合っているとき**です。姑は、自分の古い価値観を嫁に押し付けそれに従うべきと考え、嫁のほうはと言えば、私は自分のやり方でいく、口出し無用！といった具合です。

年をとればとるほど頑固になり、考え方を変えるのは難しくなります。不毛なバトルに終止符を打つためにも、ここは目線を上下にずらした考え方をしてはどうでしょうか。上から目線に立って、たとえば、「古い価値観は今の時代には合わない。それもわからないかわいそうな人」と思えば心に余裕が出てくるのでは。逆に下から目線になって、「もしかしたら、私のためを思っていろいろ言ってくれるのかも。とりあえず姑の言うことを『はい』と言ってしっかり聞いてみよう」と。こうして自分の考え方を変えることで、随分と冷静な気持ちを保てるようになります。

相手を非難することは関係悪化を招きます。ここは大人の対応で、相手の考えや行動を尊重して接してみてはどうでしょうか。

家庭

ケース6

ずぼらな妻。家事を手抜きしてイライラ。困っています

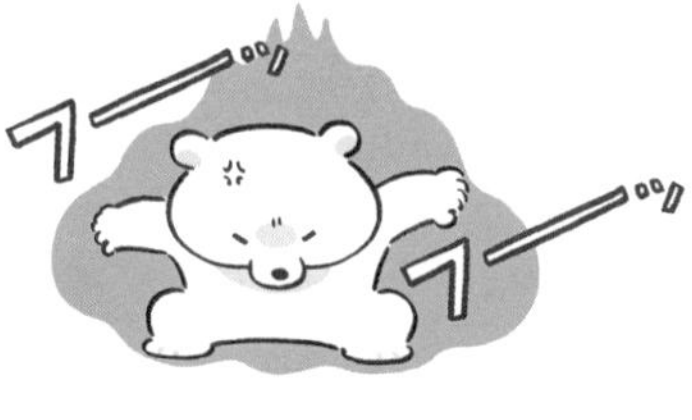

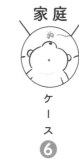

手抜きの家事にイライラするなら自分ですればいいのに、手伝いもしないで文句を言うのはおかしいですよね。家事は妻がきちんとすべきと思っている、**すべき思考**（62ページ・思考のくせ8）が強いからイライラするのです。あるいは、自分の思い通りに家事をしてくれない妻にイラついているのかもしれません。これは家事の手抜きなんてもってのほか、**完璧にこなす妻じゃないと許せないという、全か無か思考**（46ページ・思考のくせ1）の持ち主です。今は共働きが普通で、家事の分担は当たり前の時代。私からすれば、手抜

きでも家事をしてくれることに感謝しましょうと言いたいのですけどね。

さて、イライラを解消する考え方です。たとえば、

「そもそもきれいと感じる基準は人によって異なるもの。もしかしたら、妻なりに掃除は精いっぱいやっているのかもしれない」

「一面だけ見て何もしていないと決めつけているのかも」

「毎日の仕事と育児の両立で疲れ、家事をする体力が残っていないのでは」

「家事が苦手だから敬遠してしまうのかも。できないことを責めずに、慣れていってもらおう」

このように考えてみることはできないでしょうか。考え方の偏りをなくす対策はほかにもあります。たとえば、家事代行サービスを提案。そのお金は奥さんにはパートで稼いでもらうのです。得意なほうを行ってもらう、これもひとつの考え方です。

家事分担や家事の手抜きで問題が起こるのは、お互いがすべき思考や全か無か思考を相手に押し付けてしまうため。お互いが思考のくせに気づいてバランスのとれた考え方ができれば、イライラすることは少なくなると思いますよ。

家庭

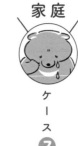

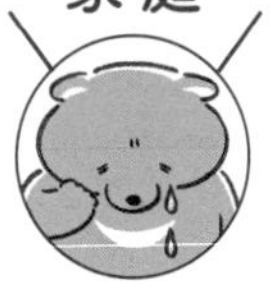

ケース7

コロナ禍なのに夫は週5回の飲み会。危機感が全くない夫にイラッ！

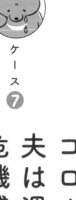

「三密の回避」「ソーシャルディスタンス」など、新型コロナウイルスの感染拡大を防ぐためにすべきことはわかっているものの、実践となると人によって温度差があるようですね。生活を共にする夫婦間で、新型コロナに対する危機感の違いが浮き彫りになったと感じる人は少なくないようです。こうしたことがきっかけとなり、人間関係がぎくしゃくしてしまうこともあります。

患者さんの中にも、特に女性の方から、「仕事から帰ってきても、強く言わないと手洗い・うがいもしません。繰り返し言うのに疲れた」「手洗いもしないで、子どもと接しないでほしい」「夫には飲み会自粛をお願いしているのに、私や子どもにうつさないか不安」「歴史的な非常事態。夫にあまりにも危機感がなさすぎて悲しい。自分だけ一生懸命に予防対策しているのが、バカらしくなりました」と、心配や不満を聞くことが多くなりました。自分は外出も自粛し、手洗い・うがいも励行しているのに……「うつされるかもしれない」「自己管理ができていない」と夫に対して怒りやイライラの感情が湧いてくるのです。**自分と同じ危機意識を持つべきといったすべき思考**（62ページ・思考のくせ8）が強すぎたり、**絶対に感染してしまうといった悪い結果を予測する考え方**（56ページ・思考のくせ5）になっていないでしょうか。

新型コロナにおいて、今のところこれをすれば感染しないという絶対的な対策はわかっていません。ですから少し冷静になってすべき思考をほどいて、相手と危機感を共有する行動に結びつけてほしいのです。

「新型コロナウイルスは人にうつる感染症で、誰もが感染するウイルス。だから感染予防対策に意識を向けるようにしてほしい」

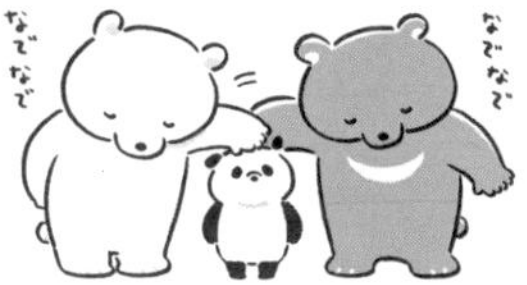

「あなたの行動は感染のリスクがあると言われている」

「今はこうしてほしい」

など、冷静に話し合ってみることでイライラは少なくなると思います。

スーパーなどのレジ待ちでソーシャルディスタンスをしっかりとらない人や、公共の場でマスクをしない人、三密を防ぐことに無頓着な人など、こうした危機意識の温度差は一般社会でも見られるもの。すべき思考が強ければ、怒りやイライラの感情につながるだけです。マナーやルールを他人に押し付け、それが大きな波になれば「自粛警察」と呼ばれる行動にもつながります（自粛警察は同調圧力が強い日本ならではの現象のようですね）。こうなると、他人へのバッシングが強くなって社会がぎすぎすして息苦しくなるだけ。こんな社会になるのもストレスといえばストレスです。

そこで、危機意識の違いにイラッときたら、マナー違反をした人に感謝の気持ちを持ちましょう。そして、こう思うことでイラッとした気持ちは治まります。「やはり感染拡大防止の対策をおろそかにしてはいけない、気づかせてくれてありがとう」と。

家庭

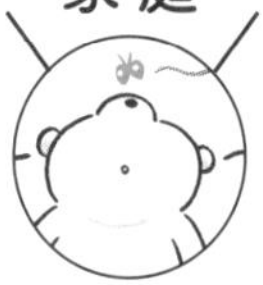

ケース8

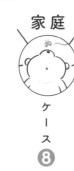

夫から義父母の介護を押し付けられそう……協力はしたいけどなんかモヤモヤする

結婚して家庭を持つ女性は、義父母の介護問題で悩むことが多い気がします。親の介護は自分がすべきことなの？と疑問に思っても、ＮＯと言うべきではない、あるいは、当然のように介護をしてくれると思っている夫の言うことを聞くべきと考え、モヤモヤしたり、イライラしたり、不安になったりとストレスを抱えてしまうのでしょう。ある女性も、

「夫から親をみてほしいと言われると、長男の嫁だし、いやとは言えない」と悩んでいました。この方は、**親の介護は嫁がするべき、あるいは家族の世**

話は家族がするべきといった、すべき思考（62ページ・思考のくせ8）**が強い**ようです。とはいえ、近い将来やってくる義父母の介護に、どうも納得がいっていない様子なのです。こんなときは、少し冷静になって、

「夫ときちんと介護について話し合いをしてみよう」

「介護がいやなのではなく、介護は嫁の役目と当然のように言ってくる夫にイライラしてるだけかも。その気持ちをまず伝えてみよう」

「介護をどのくらいの期間するのかが不安なだけ。ヘルパーさんや夫の兄弟姉妹にも手伝ってもらえばできるかも」

と考えてみるのも心を軽くするひとつの手です。

しかしながら、本来、この妻に義父母の介護をする義務はありません。すべき思考にこり固まって自分を窮屈に縛っている人に対しては、

「介護は家族で担うべきと考える必要はないのです。合理的に考えて老人ホームや施設に入ってもらうという方法もあるから相談すればいいのでは？」

「でも、夫がそれはしたくないと……」

「我慢して介護するのですか？」

「……」

「じゃあ、離婚しますとでも言ったらどうですか」

といった会話をすることもあります。

多くの夫は、妻が離婚を考えるほど介護がいやだと思っているとは想像していません。夫はそこまで妻の気持ちを深く考えていませんから、妻から離婚を切り出されると何とか収拾をつけようと考え始めるようです。

そもそも、義父母の介護は妻がすべきと決めつけている男性がいるのも事実です。夫がこのすべき思考に偏っていると、妻と話し合うことなしに当然のように介護を妻に強要してくるのです。昔ならまだ対応ができたかもしれません。老親と同居する家族は多くありましたし、専業主婦が介護を担うこともできました。しかし、核家族化が進んで共働きが当たり前になった今、妻だけ、家族だけで親の面倒をみるのは現実的ではありません。

介護の問題は熟年離婚の原因のひとつとなっています。離婚を切り出すのは勇気のいることだと思いますが、妻と別れるのか、離婚を踏みとどまるような策を練ってくれるのか。夫の本音がわかるチャンスかもしれません。

家庭

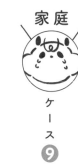

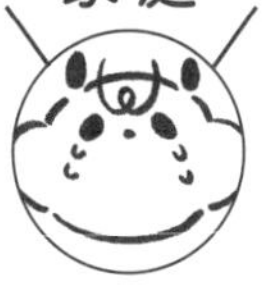

ケース9

私が話しかけても夫は聞き流すだけ。ぜんぜん話を聞いてくれません

「話してもあいづちさえ打ってくれないので、腹立たしい」

「仕事から帰ってきてもテレビやスマホゲームに集中して、話しかけても生返事。聞いてるんだか、聞いてないんだか、ふん」

「話しかけたら『今日はとても疲れてるから』とだんまり。聞いてほしいことがあるのに……」

「話をしてもなんか不機嫌な顔になるので、つい攻撃的な口調になって会話が成立しません！」

そうそう、私にも身に覚えがあるという人もいるのではないでしょうか。思ったように話を聞いてくれない夫にイライラしてしまうのですね。妻の思いとしては、私は育児や家事をひとりで頑張っているのだから、**何もしない夫は話ぐらい聞くのは当然、私のことを思ってくれているなら誠意を持って聞くべき、**と考えています。**思考のくせで言えば、すべき思考**（62ページ・考え方のくせ8）ですね。

イライラを解消する作戦その1。まず、話を聞いてもらうのは夫である必要はないと考えてみましょう。会話の相手は、自分の母親、友人などではだめなのでしょうか。夫ではなく、同じ女性視線で見られる人に話したほうが共感を得やすく、自分の気持ちをわかってくれるということもあるのではないでしょうか。

イライラを解消する作戦その2。夫の立場に立って考えてみましょう、ということです。

「仕事で疲れて帰宅した後、ママ友の文句などずっと愚痴を聞かされたらあなたはどうですか。聞きたくありませんよね」

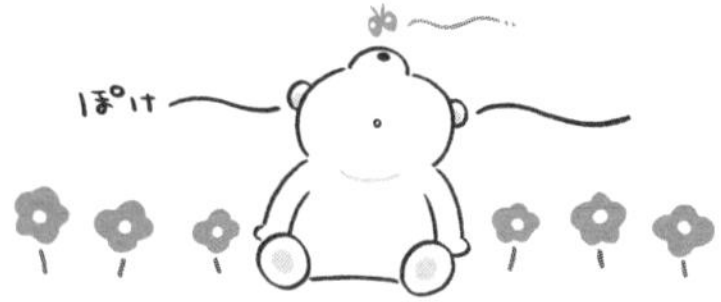

「それはそうですよね」

と合点のゆく顔を見せ、「夫も家族のために働いて疲れている。会社ではストレスがたまっているから、家に帰ってきたときぐらい静かに過ごしたいかも」と考えられる方もいます。そういう方には、

「夫には、愚痴や文句ではなく、楽しい話をするようになると、その話おもしろいねと聞くようになるかもしれませんね」

とお話しします。でも中には、

「私が夫だったら、無視なんてしません。妻のどんな愚痴だってしっかり聞きますよ！」

と、すべき思考に縛られてちょっと攻撃的な言動になってしまう方も。

「本当ですか。でも、こんなときはどうですか？　たとえばお母さんから電話がかかってきました。ずっとお父さんの悪口を言っているのを聞きますか？」

「そんなの聞いていられません」

「でしょ。自分が興味のない話やいやな話は聞きませんよね」

こんなやりとりをするのは、少し冷静になって考えてもらうためです。どう

も相手が夫になるとすべき思考が強くなり、意地になってしまうようなのです。異なる事例を出しながら最終的に「聞きたくない話はあるし、自分にとってつまらない話は聞きたくない」ことがあると納得できると、夫が話を聞かないことも理解できるとなるのです。

「妻が話を聞いてくれない、と怒るんですよ」

と男性からこうした話を聞くこともあります。そんなときは、「もしあなたが奥さんで、毎日子育てでストレスを抱えていたり、ママ友とうまくやらないといけないといった状況で、自分の話を夫に聞いてもらえなかった、あるいはそんな話は聞きたくないと一蹴されたらどんな気持ちになりますか」と聞いてみます。すると、それもそうだなという顔をされて、「話を聞くのもひとつの役目ですね」とポツリ。

女性はただ話したいだけ、男性は結論を言いたがるとよく言われますが、これが互いのストレスのもとになることも。まずは、相手の気持ちになって考えてみることもイライラ解消への近道になるのです。

家庭

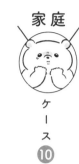

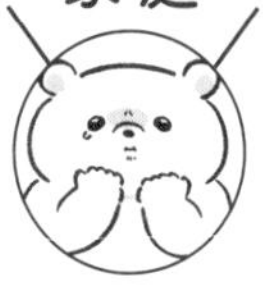

ケース10

最近夫がイライラ、不機嫌な感じです。私のせい？何か悪いことしたかな……

夫のイライラの原因を確かめもせず、自分のせい？と反射的に思ってしまうのは、心をつらくさせてしまう思考のくせ。**原因が自分に関係のないことであっても、自分のせいにしてしまう**（66ページ、思考のくせ10）のです。夫婦関係でこれと似たケースは「私はだめな妻。夫が失業したのは、私のサポートが足りなかったからだ」と考えるのもそうです。もちろん、この思考ぐせは上司と部下、親子などさまざまな人間関係でみることができます。たとえば、

「部下の営業成績が落ちたのはすべて私のせいだ」

「部下が退職したのは育成できなかった自分のせいだ」と思ったり、子どもが学校で問題を起こしたり、非行に走ったりすると、「親である自分の育て方が悪かったからだ」と自分を責めるといったケースですね。憂うつになったり、心配したり、悲しんだりと、心に負荷をかけていくのです。

さて、このケースの場合。そもそも夫のイライラは実は仕事関係のことかもしれませんし、会社でミスをして落ち込んでいるだけかもしれませんし、新規プロジェクトをどうクリアしようかと悩んでいるのかもしれない。いやな顧客ばかり対応させられ憔悴《しょうすい》している可能性もあります。あるいは、帰宅途中の階段で転んでついてないと落胆しているだけかもしれないのです。

何でも自分のせいだと考えると、ずっと罪悪感がついてまわります。自分で自分が嫌いになったり、自己肯定感の低下につながったりすることも。

他人に100%影響を与えることはできません。他人の感情は他人のもの。自分のせいだと考えないように。これも日々の思考のトレーニングで変えていくことができるはずです。

家庭

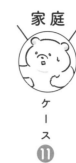

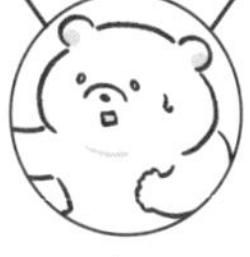

ケース11

顔を合わせれば〝結婚しろコール〟で親といつも大ゲンカに！ 親との同居がストレス

現在独身の女性の中には、「早く結婚しなさいと親がうるさくて」と悩んでいる人は多いと思います。親世代からすれば、娘を心配してのことなのでしょうが、言われるほうはたまったものではないということですね。

「毎日言われると頭がおかしくなりそう」

「家に帰るのがいやになります」

とストレスを抱えてしまうようです。こうしてイライラがつのり、母親との口ゲンカは日常茶飯事。患者さんとお話をしていると、結婚しろコールは、どうやら父親よりも母親からのほうが多いようです。この方は、本当は結婚したいのにできない自分にプレッシャーを感じ、それを親から指摘されてイライラしているのかもしれませんし、結婚するかしないかは自身の問題で、こうした人生の選択は自分で決めるものだから口出ししてほしくないと思っているかもしれません。どんな理由であれ、母親からの小言を聞かされることにストレスを感じるのであれば、何も言わないでほしいと、お願いするしかありません。

母親に対して口出ししてほしくないと思うと同時に、**自分のすべき思考**（62ページ・思考のくせ8）がストレスを生んでいる可能性もあります。適齢期になったら結婚をすべきとか、結婚をして親を安心させなければならないなど、この考え方がなければ、親の小言を聞き流せますし、気にならないはず。

「家を出てひとり暮らしをしてみては」

とアドバイスすることもあります。中には、親とは一緒に住むべきと考えている人もいて、こうした思考がひとり暮らしをするという行動の邪魔をしていることもあるからです。いずれにしても、自分が持っているすべき思考に気づくことから始めてみてほしいですね。

家庭

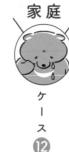

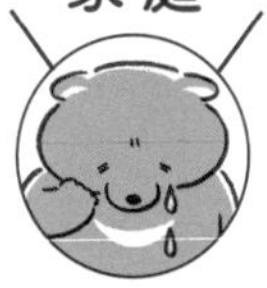

ケース⑫

夫がうつ状態で会社を休みがち。どう接していいのか困っています

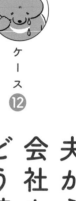

「夫がうつになり、困っています」

私の整体院にかかってくる電話の多くは、自律神経症状に悩むご自身からなのですが、ときどき奥さんからこんな電話がかかってくることがあります。夫がうつといっても、その状態はさまざまで……何とか仕事はできているが1カ月寝込んでしまうこともある、気分がひどく落ち込んで急に会社を休んでしまう、うつの状態が1年に2回ほど定期的にやってくる、など。

奥さんのこの行為は夫を心配してのことだと思うのですが、私は、

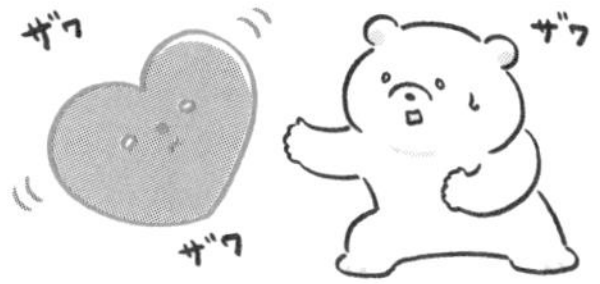

「ご本人には治す気持ちはあるのですか？　もしあるなら、ご本人から直接電話をするように言ってください」

と、いつもこのように対応しています。それはどうしてかというと、本人にうつを治す気がないという場合もあるからです。うつを治そうとしない夫に対して、奥さんは何もすることはできません。

夫婦なんだから、妻の私が何とかしなければならない、無条件にそう考えるからストレスを抱えてしまうのです。夫の代わりに電話をするのも、こうした**すべき思考**（62ページ・思考のくせ8）**からの行動**ではないでしょうか。

ではどうすれば？　うつを治すのは夫の問題。私が何とかしなければならないということはないと考えます。それでも、一緒にいたいなら自分が働いて生活費を稼ぎ夫の面倒をみると考える、あるいは、少し厳しい言い方ですが、夫が本気で治す気がないなら離婚すると考えてもいいのです。本人に治す気があり、本気で取り組みたいなら、必ず本人が電話をかけてきます。そうして施術を開始。多くの方はうつ症状が軽くなったり、うつ状態から抜け出したりして、以前と同じような会社生活を送ることができるようになっています。

家庭

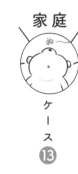

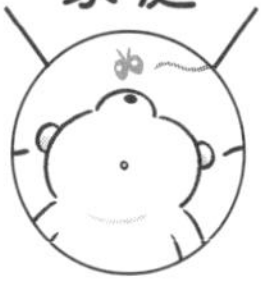

ケース⑬

物が捨てられない親。実家に帰るたびイライラしながら掃除するのですが……

「実家にはお客さんも来ないのに、敷布団と掛布団が3セットもあるんです。なんで捨てないの！」

「食器棚の奥にある箱に入ったなぞの食器類。使いもしないのに処分させてくれない。実家に帰るたびに捨てる、捨てないで大ゲンカ」

「包装紙でも何でも捨てずにとってるなんて信じられない」

「ゴミ収集所に捨てたはずの物なのに、親が家に戻してきて腹が立った」

物を捨てられない、あるいは整理整頓できない親に対して、こう愚痴をこぼす娘たち――こうした経験をお持ちの方も多いのではないでしょうか。

物がない戦後の時代を生き抜いてきた親世代と、消費世代に生き、欲しいものは何でも手に入れられた子ども世代。こうしたジェネレーションギャップもゴミ捨てバトルの大きな原因だと思います。

ここで繰り広げられているのが、**すべき思考**（62ページ・思考のくせ8）**のバトル**です。親世代は「物は大事にすべき。簡単に捨てるべきではない」と考え、子ども世代の思いは「不要なものは捨て部屋はきれいにすべき」「このまいけば物があふれる。親を片付けができるように変えるべき」。お互い自分の中にルールがあって、それが守られなかったり、できなかったりしたときに、激しく落ち込みます。また、相手がそれをしてくれなかったときは、イライラしたり失望したりするのです。

では、どのようにイライラの気持ちを静めていけばいいのでしょうか。こうした悩みを抱える方にはまず、親を変えようとしても無理だということを伝えます。本人に捨てる意思がないからです。捨てるべき↓捨てなくてもいいんだと考えるようにし、親に対して少し寛容になってみてはとアドバイスします。

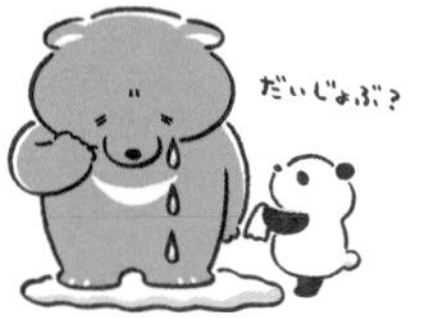

そして、

「ご両親にとっては思い出の品かもしれませんね。捨てたら思い出もなくなってしまうと思っているのかもしれません」

「ご両親と一緒に住んでいるわけではないので、気にしないようにしてみては」

「もしかしたらゴミ捨てや整理整頓は体力的にきついのかもしれません。手伝うから少しずつ片付けてみる？とやさしく誘ってみては」

といろいろな考えを提示します。こうした中からイライラのレベルを下げるものを見つけることができればいいのです。

高齢になればなるほど、生活の変化を嫌うようになるのではないでしょうか。家が物であふれても、親が不自由を感じなければ「不要品の片付け」は、余計なお世話。好ましくない変化を強いられているわけですから親のほうもイライラしているはず。ゴミが部屋中にあふれて衛生上よくないとか、近所迷惑になっているということがなければ、必要以上の干渉はしないことですね。

思考のくせを変えて、ゴミを捨てない親にイライラしなくなったらしめたもの。すべき思考が弱まって日常生活でも気持ちが楽になる考え方ができるようになっているはずです。

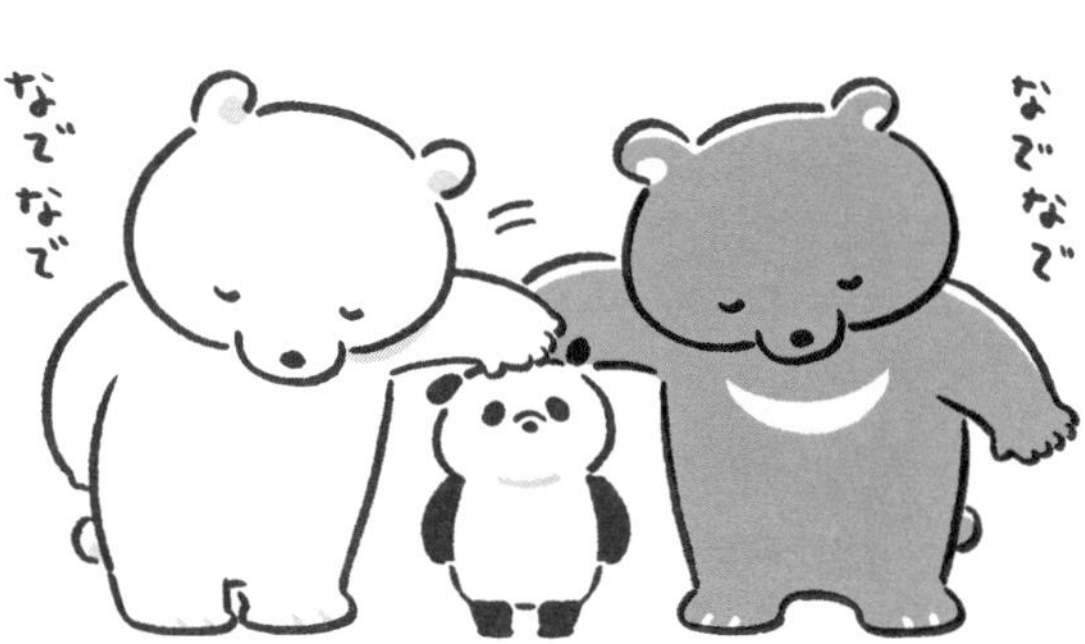

友人編

学生時代からの友人やママ友とのお付き合い。SNSでのコミュニケーションもストレスのもと。

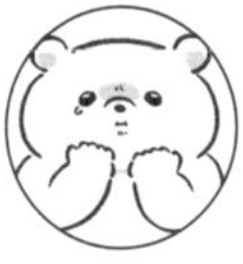

ケース1

子どもがいる友人は子どもがいない私にマウンティング！うんざりです

子どもがいるのをマウントしてくる友人にうんざりしているあなた。その感情の裏に実は隠れた思考ぐせがあります。たとえば、子どもを産んだ女性は産まない女性よりも偉く、子どもがいないのは女性として価値がないと思っていないでしょうか。これは**わかりやすいラベルをつけてイメージを固定化してしまうレッテル貼りの思考ぐせ**（64ページ・思考のくせ9）です。

こうした思考に偏っているときは、「子どもを産む産まないは人格とは無関係だ」「夫婦の時間がたくさん持てるから旅行を楽しめる」といった考え方をしてみると心が軽くなるのでは。子どもを持たない人生のよい面に目を向けていただきたいのです。すると心の余裕が生まれ、他人にも寛容になり、友人のマウンティングもさほど気にならなくなるかもしれません。

必要以上にマウントをとってくる面倒な人には、「子どもがいると時間がなくて大変だね。私は好きなことをできる時間もお金もあるし、週末は夫婦で旅行を楽しんでるよ」と、子どもがいない生活をマウントで返してみては。これをきっかけに友人のマウントがなくなるかもしれません。マウントをとってくる人にいちいち反応して相手にしていたら、相手の行為を増長させてしまう可能性があります。争わないで、適度な距離を保つことができればいいのですが、それでも我慢できない場合はその相手との関係を断ち切るのもありです。

友人

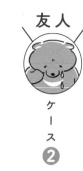

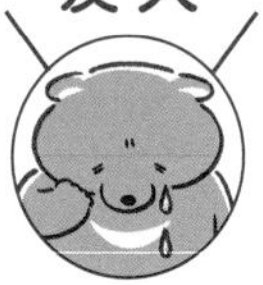

ケース2

会えば自慢話が止まらない友人。聞くのがつらい！どうしたら？

学歴や海外経験を誇らしげに話す、車や家など購入したものや投資で儲けたことを自慢する、地位や名声のある人とのコネクションをひけらかす、過去の体験からくる武勇伝などなど……。内容がおもしろいならまだしも、他人の自慢話を聞くのはかなり疲れるものです。

こんな経験はみなさんにもあるのではないでしょうか。**友人なんだからどんな話でも聞くべき、真剣に対応すべきと、すべき思考**（62ページ・思考のくせ8）にとらわれ、友人の話を我慢しながら聞いているかもしれません。あるいは、友人の自慢話を聞いてあげることができないなんて、なんて心が狭いのだろうと罪悪感を抱き悩んでいる人がいるかもしれません。これは**「話を聞けないのはだめな友人だ」と自分に悪いレッテルを貼ってしまう考え方**（64ページ・思考のくせ9）です。

まずは、友人の自慢話を真剣に聞く必要も、我慢して聞く必要もないと自分に言い聞かせてください。相手は何か意見を求めてあなたに話をしているわけでもありません。ですから「すごいね」「へえ〜！」と適当にあいづちを打てばいいですし、「そうなんですか〜」と軽く受け流してしまえばいいのです。

自慢話が止まらないという人は、自己顕示欲が強く、他人に認めてもらいたい気持ちを強く持っています。逆に言うと、自分に自信がない。ですから、だめな人間と思われたくないと、自分のよい面を探してアピールしてきます。自分に自信がないのかもと大人の目線になって「それはすごいね！」「〇〇ちゃん、さすがだね！」と共感してあげればイライラしません。

同じ土俵に立たずに一歩引いたところから冷静に眺めて適切な距離を見つけ、自分の心をかき乱されないようにしたいですね。

友人

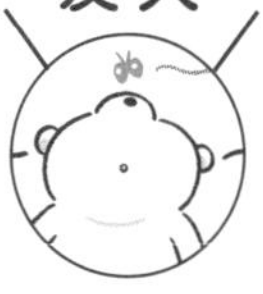

ケース3

子どもの同級生のママ友。勝手にライバル視されてとても困っています

「学校も塾も同じママ友ですが、競争意識が強く、うちの子だけには負けないようにと子どもを頑張らせているんです」

「子どもの服装や持ち物、友人の多さなど何でも張り合ってくるので苦痛」

「夫の職業や会社での地位、収入を聞いてきて、マウントしてくるんです」

などなど、ライバル視されてうんざりという、ママ友関連のお悩みはよく聞きますね。

このケースは、勝手にライバル視する相手に問題ありです。こうした人は**認**

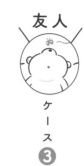

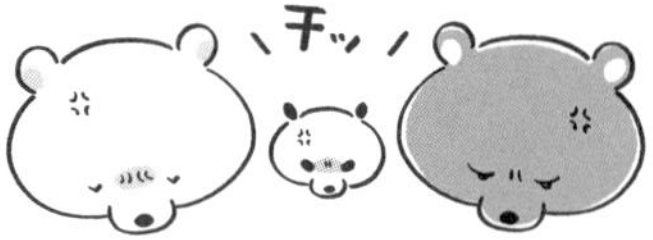

知のゆがみが強すぎる人。認知のゆがみとは、不適切な物事の見方や考え方のことで、パート1で解説したさまざまな考え方のくせのこと。認知のゆがみが強い人からストレスを受けてしまっているパターンです。ここで、ママ友なんだからうまく付き合うべき、子どもの友人の母親なんだから大目に見るべきと思っていませんか。**本当なら、相手にしなくていいのに、すべき思考**（62ページ・思考のくせ8）**で対応しているからストレスになっている**とも言えるんですね。衝突を避けるような対応をとったり、曖昧な言い方をしたりすることもストレスになりますね。

だから、こうしたすべき思考はやめればいいのです。うまく付き合う必要はないと思えば、ママ友グループから抜けるとか、そうした行動につながりませんか。

勝手にライバル視してくるような非常識な対応をする人に、常識的な対応で向かおうとするからストレスになるのです。相手がマウントをとってきたら、こちらも自分のおうち自慢をしてマウントで仕返しする、非常識には非常識で対応する、ときにはそんな強い態度も必要なんです。

友人

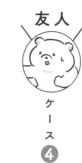

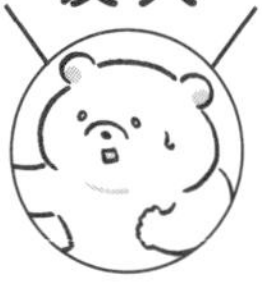

ケース4

ラインで既読スルーされた！もしかしたら嫌われているのかも……

友人へのラインで既読スルーされてしまったとき、あるいは返事が遅かったときなど、「怒っているのかな？」「私のこと嫌いなのかな？」と悪い方向に考えることもあるでしょう。すると「あの言い方が悪かったのかもしれない」「何か気に障るようなコメントを書いたのかも」と、あれこれ考えすぎて心は疲労困憊状態に。これは、**根拠なくネガティブな結論に飛躍してしまう考え方**（56ページ・思考のくせ5）です。こうした思考ぐせのある方は、十分な根拠もないのに「私のことをだめな人だと思っている」「誰かが自分の悪口を言っている」と相手の心を読みすぎてしまう傾向にあります。

さて、既読スルーされ嫌われているかもと不安になる方には、

「お友達はラインを見たものの急な用事で返事ができないだけかもしれませんし、単に返信忘れかもしれませんよ」

と言うと、「今考えてみると、私の思い込みだったのかも」と少し安心されるようです。既読スルーされた瞬間に嫌われているかもと思えば悲しい感情を抱きますが、単に連絡ができないんだ、きっと忙しいんだと思えば相手を心配する感情になり気持ちが楽になりますよね。このように、よい結論に決めつけるトレーニングが必要だというお話をします。結論に根拠がないわけですから、ポジティブな結論を出すことも自由です。

もうひとつ、**証拠もないのに、感情を根拠によくない結論を引き出してしまう考え方**（60ページ・思考のくせ7）**も根底にありそう**です。感情に心が覆われ、現実をありのままに判断できず、ゆがんだ解釈をしてしまうのです。この場合は、相手に嫌われていると思ってしまったのは悲しいと思った感情からです。事実を見て理論的に判断することを習慣づけてください。

友人

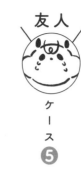

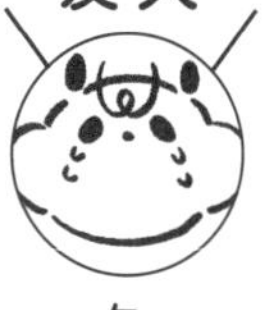

ケース5

人付き合いが下手で周囲との関係もぎくしゃくして……。どうしたら？

人付き合いが下手だから、自分はダメなんだ。きっとこんなだから他人とうまくやっていけないんだ――このように自分にネガティブなレッテルを貼ってしまっていませんか。これは、**わかりやすいラベルをつけて勝手に結論づける考え方**（64ページ・思考のくせ9）です。

患者さんの中にも人付き合いが苦手という人は少なくなく、「人付き合いの能力が低いのでは」「話す前に考えすぎて疲れてしまいます」「うまくやっていくコツがわからない」といった悩みを打ち明けられます。

そんな方には、まず次のような問いかけをします。

「人付き合いが下手とは具体的にどのようなことですか？」

「人付き合いが下手なことと話すのが下手なことを、分けて考えてみては？」

「本当に全員とうまくコミュニケーションがとれないのですか？」

するとちょっと考えた後で、

「上司の前では緊張してうまく話せないだけで、同僚や後輩とはうまく話せているかもしれません」

「会社では自分の言いたいことがうまく話せず、聞き役になってしまいストレス。でもプライベートではおもしろおかしく話せてるかも」

など、自分を客観的に見て事実を語ってくれるようになります。もちろん、適切にラベリングをすることは、物事を分類したり、状況を把握したり、思考のためには必要なのですが、間違ったラベリングはストレスのもとです。このケースがそれにあたります。本当に人付き合いが下手なのか、苦手とする根拠は何かなどを探っていくことで事実が明確になり、勝手な思い込みがなくなるので、悪いレッテル貼りをくい止めることができるのではと考えています。

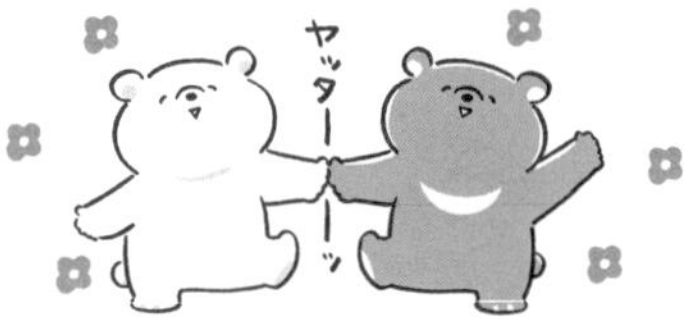

「誰もがみんな人付き合いが上手というわけではありません。話をするのが苦手というなら、メールのやりとりにすればいいことです」と話すと安心する方も。事実がわかれば、少し心の余裕が生まれてくるはずです。人付き合いが苦手と思っているのはあなただけで、周囲から見たらみんなと上手にコミュニケーションがとれていると思われているかもしれません。心が軽くなれば、そんなふうに考えることができるようになります。

あるいは、**ほかの側面に目がいかずひとつの悪いことにこだわりすぎて、自分はだめなんだと短絡的に結論づけてしまう考え方**（52ページ・思考のくせ3）をしている可能性もあります。人付き合いは苦手かもしれませんが、相手の話をよく聞ける人かもしれません。この場合は、日常的に自分のよいところ探しのくせをつけるようにしてくださいとアドバイスします。

脳にはネガティブな情報ほど長く記憶に残す傾向があるので、ポジティブな面に注目しにくいかもしれません。そのときはストレッチで体を動かすなど気分転換をして、思考をいったんリセット。こうすれば、ネガティブなことしか目に入らない状態から抜け出しやすくなります。

友人

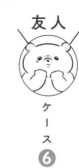

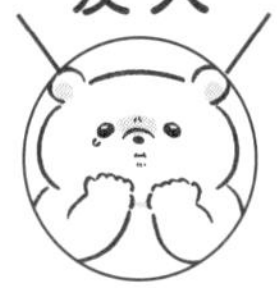

ケース6

友人の妊娠のことを別の友人から聞いた。ちょっと悲しい……。私がシングルだから？

このケースの場合、いくつかの思考のくせが考えられます。

まず、**友人なんだから何でも話すべきという、すべき思考**（62ページ・思考のくせ8）。何度も出てきている思考のくせなのでもうおわかりですね。

「自分はいつも何でも話しているのに、ショック！　口には出さないけどこんな私の気持ちわかってよ」

自分の基準に沿わない行動をする人に遭遇すると、このようにがっかりしたり、悲しくなったり、裏切られたりしたように感じるのです。口に出さないで

もわかって！というのもすべき思考を反映した考え方ですね。また、

「何も話してくれない、きっと私が嫌いになったんだわ」

と、こんなふうに考えてしまう人もいます。これは**根拠もないのに悪い結果を予測する思考**（56ページ・思考のくせ5）。事実かどうか確かめもしないのに思い込みで突き進んでしまうのです。あるいは、

「仲のいいふりをしていただけなのね。本当の友達ではなかったんだ」

と思うのも、根拠もないのに悪い結論を予測する考え方です。妊娠のことを話してくれなかった理由は友人本人にしかわからないのに、本当の友人ではなかったと考え、すべての友人関係に否定的なとらえ方をしています。

「私がシングルだから？」という最後の言葉は、

「妊娠の報告をしてくれないのは、結婚も妊娠もできずにいる私をかわいそうと思ってのことかも」

と、ちょっとひねくれた考え方から出てきたのかもしれません。一時的な出来事を根拠にして、シングルの自分＝かわいそうな人というレッテル貼りを自分でしてしまっているのでしょう。

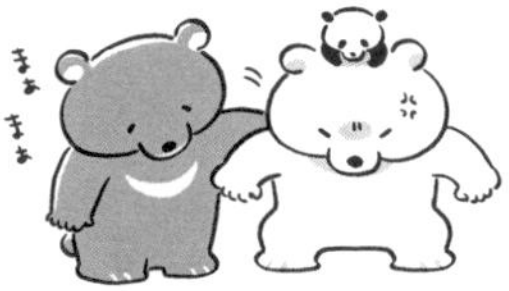

いずれの思考の場合も、慣れ親しんだ考え方であったとしてもこうした思考に偏りがちであることがわかれば、自分を客観視することができるようになります。

「友人だからといって何でも話すわけじゃない」

「すぐに話してくれたら嬉しいけど、もしかしたら安定期に入ってから話そうと思っていたのかもしれない」

「何か理由があって話せなくなったのかもしれない」

「たまたま、話すチャンスがなかっただけかも」

と、相手の立場から考えてみたりするなど、自分をつらくする思考を捨て、心が軽くなる考え方を見つける努力をしてください。

考えても始まらないというなら、友人になぜ話してくれなかったのか、その理由を聞いてみるという行動に出てもいいのです。事実がわかればもう悩む必要はありません。相手を尊重して、自分の思いや考えを伝える練習をすることも人間関係の悩みを少しでも楽にすることにつながります。自分の心を軽くするひとつのトレーニングになるのです。

友人

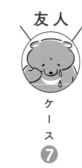

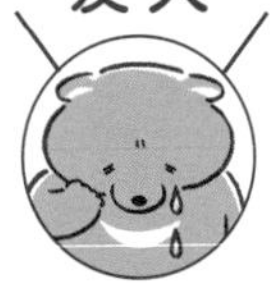

ケース7

友人にSNSでメッセージを送信。すぐに返事がこないとイライラしてくる

SNSにもいろいろありますが、1対1でのリアルな会話に使われることが多いのがライン。手軽にメッセージを送れる便利なツールですが、人によってはストレスのタネになることも。それがこのケースです。

メッセージを送って既読の表示なのに、返事がすぐに来ないので気になってイライラ。「私はすぐに返信するのに、何でできないのよ!」「私を軽く見ているのでは!」「自分はすぐに返信したいから、家の中でもずっとスマホを持ち歩いているのに」と怒りに発展してしまうケースもあるようです。

このようにイライラしてしまうのは、**友人からのメッセージにはすぐに返事をすべきというすべき思考**（62ページ・思考のくせ8）**が強いから**。自分のルールに合わない行動をとる相手に裏切られたと感じ、怒りにつながります。

こうしたときは、自分がすぐに返事を出すからといって、友人はそうとは限らない、相手には相手の都合があると考える。相手は文字を打つのが苦手だったり、どう返信しようか考えているのかもしれません。仕事で忙しくて時間がない、自転車に乗っていて物理的に見られないことだってあります。

そもそもメッセージをいつ返信するかは相手の自由です。すぐに返事がほしい案件なら、そのように伝えたり、電話で処理すればいいのです。

返事がすぐ来ないことを「軽く見られている」「嫌われたのかも」とネガティブにとらえ不安を抱いているから、返事がないと心配になりソワソワ。相手の心をこうして読みすぎても本当のところはわからないですし、心が疲労するだけなのでやめましょうね。

イライラしても相手から即レスが来るわけではありません。家ではスマホを持たないなどして、即レスにとらわれない状況を作りましょう。

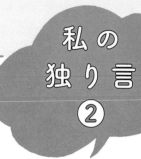

私の独り言 ②

月の満ち欠けが心に影響することを知ってほしいなあ

「満月の夜は、出産件数が増える」って聞いたことがありませんか？　これはまだ、科学的に立証されたものではありません。また現代では、自然分娩が減少しているため、もっと大規模な研究が必要とも言われています。しかし、昔から言い伝えられていることです。自律神経が乱れ、症状が出ている方の中でも、気圧の変化だけでなく月の満ち欠けに影響を受けているのかな？と思う人がいます。特に女性に多く感じます。月の満ち欠けと月経周期は関係しているのは確かです。月経周期と自律神経症状も関係しているのですが、これはホルモンバランスの影響です。

月と月経と自律神経は密接な関係があると思われますので、月の満ち欠けを知り、自律神経やホルモン、心のバランスに役立てていただけたらと思います。自分の生理が満月か新月どちらで起きるのか知ってみるのもおもしろいのではないでしょうか？

将来編

老後資金、介護、お金……
どうなるかわからない未来への
不安はつのるばかり。

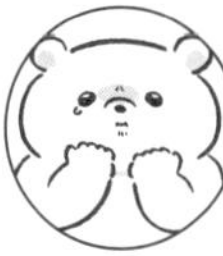

ケース1

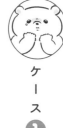

わが家はがん家系です。いつか自分ががんになるかもと、とても不安です

このような不安を抱く方は、患者さんの中にも少なくありません。がんは日本人の死因の第一位でとても身近な病気。家族や親戚にがんを発症した方が多いと「もしかして、がん家系？」と漠然とした不安を持ってしまうの

はある意味しかたのないことです。

そもそも真のがん家系と言えるのは、がんの原因遺伝子が解明されているもので、がん全体の5～10％といわれています。それ以外は家族のように同じ生活習慣をすることで後天的にがんになるケース。一般的にがん家系かも？と不安に思うのは後者のケースと考えられます。ですから、がん家系かも＝100％がんになる！と結論を予測するのは多くの場合先読みの誤り。**十分な根拠はないのに悲観的な結論を勝手に出している考え方**（56ページ・思考のくせ5）と言えます。

この場合はどうすれば？

まず悩むのではなく、悪い結論になる根拠をしっかり考えることです。もし根拠が乏しかったり、なかったりすれば、悪い結論になる確率のほうが低くなりますからね。悪い結論につながる根拠がないから、うまくいくと思うようにするのです。物事にはいい面と悪い面があり、それを決めるのはあなた。がんになると決めつける根拠がないならよい結論のほうを選んで、明るく希望を持って行動しようと考えてみてください。

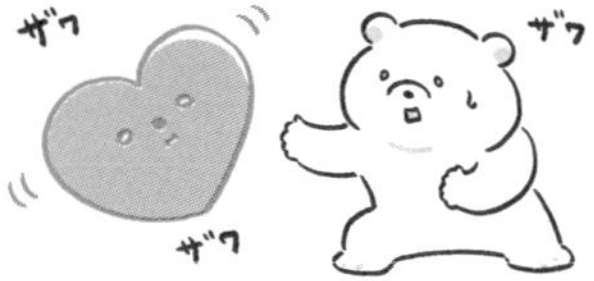

今や日本人の２人に１人ががんになるという時代。言い換えると、がん家系であるかどうかにかかわらず、誰もが50％の確率でがんになるのです。もしかして将来がんになるかも？と不安に思っている患者さんには、

「『50％もがんになるの！』とよくないほうに目を向けるよりも、『50％はがんにならない！』とよい面に目を向けてみませんか？」

とアドバイス。どちらの考え方をしても状況は変わりませんからね。さらに、何もしないでただがんを不安がる患者さんには、こうも言います。

「がんのリスクを高める生活習慣はわかっています。たとえば、たばこは肺がんのリスクになりますから、吸っているならやめましょう」

「不安なら、定期的にがん検査をしてみましょう」

こうした私の言葉を聞き入れ、患者さん自らが考えて行動することで、いつかがんになるかも……という漠然とした不安を軽減される方もいます。たばこをやめれば肺がんのリスクは減りますし、検査をすれば、少なくとも今はがんでないことがわかるからです。

将来

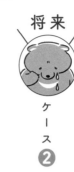

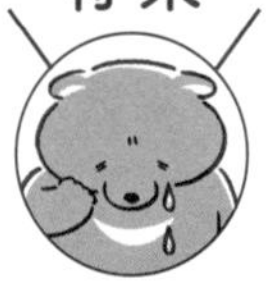

ケース2

眠れない日が続いて なんだかとても不安。 どうせ今日もまた 眠れない……

布団に入りこう思ってしまうのは、不眠症の人に多いというのが実感です。不眠症には寝つきの悪い「入眠障害」、途中で何度も目が覚める「中途覚醒」、早朝に目が覚めてしまう「早朝覚醒」、ぐっすり眠れたという満足感が得られない「熟眠障害」があります。不眠に悩む患者さんは、「眠れない日が続くと、また今夜も眠れないと不安になって、早く眠らなければと焦れば焦るほど目が冴えてしまうんです」と、打ち明けられます。このような睡眠に関する悩みも、実は考え方のくせが関係しています。睡眠薬や睡眠導入剤に頼っ

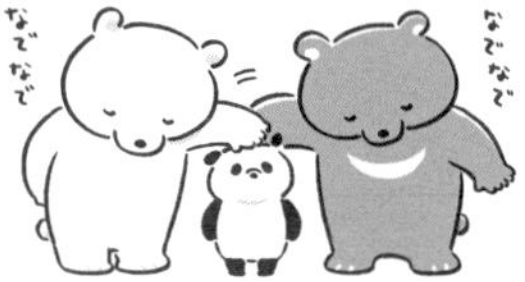

ている人もいると思いますが、一度、考え方のくせに目を向けてください。**自分はどうせ眠れないと思うのは、自分に悪いレッテルを貼ってしまう考え方**（64ページ・思考のくせ9）になっています。

「眠れるか眠れないかは実はわからないことですよね。今晩は眠れる可能性もあるんです。だから眠れないと決めつけないでくださいね」

と話すと、どうせ眠れないという決めつけがストレスになっていたことに気づかれる患者さんもいます。そして、

「では、どうすれば？」

「布団に入る前から、楽しいと思うことやリラックスできることを思い浮かべると、寝るのがストレスでなくなり、安心してベッドに行けますよ」

これが不眠の方への対処法のひとつめ。不眠の人に限って、眠れなかったらどうしようとか、眠らないといけないとか、どうして眠れないのかなど、睡眠のことで頭がいっぱい。「眠剤がないと眠れないんです」という人は、安心感を得るために飲んでいる人もいるのではないでしょうか。

頭の中を変えてもなかなか眠れないケースもあります。その場合は、寝ると

きに体からのアプローチもいくつか合わせて行ってもらうようにしています。

ひとつは深い呼吸（2―3ページ参照）です。不眠の人は心身が緊張状態で体はガチガチ。呼吸で物理的に体をリラックスさせるのです。

そして、もうひとつは手をおでこに当てること。こうすればリラックス効果が得られます。おでこには理性をつかさどる前頭葉がありますが、眠れないときは前頭葉の血行が悪い状態です。そこで、おでこを手で温めると血行がよくなり、前頭葉が落ち着いて眠りやすくなるのです。さらに、何時に起きて、昼食は何を食べて、こんな仕事をしたなど、今日あったことをおおまかに思い出す作業をするのも効果的です。寝ている間に脳は今日の出来事を思い起こし記憶の整理を行っていますが、この作業中に脳がヒートアップすると、眠りが浅くなったり、目が覚めてしまったりするのです。しかし、寝る前に一日のことを思い出しておくと、睡眠中の脳の作業が楽になり、ヒートアップが抑えられて眠りやすくなるというわけです。

思考を変えて、体や脳をリラックスさせるこのメソッドを毎日行うことで、多くの方が自然と眠れるようになっています。

将来

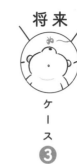

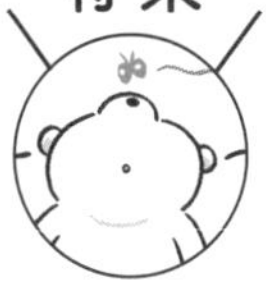

ケース❸

気力が湧かず憂うつな気分。何をしても無駄な気がしてしまいます

気持ちが落ち込む、あるいは憂うつな気分で何もしたくなくなる……こうした傾向は誰しも抱えることです。とはいえ、気分が憂うつなのは、何をしても無駄という根拠にはなりませんよね。

このケースのように、**気分を理由に何をしても無駄と考えてしまうのは、自分の感情を根拠に物事を決めつけてしまう考え方**（60ページ。思考のくせ7）で、これは「感情的決めつけ」と言います。自分の感情を、事実を証明する根拠のようにとらえてしまうのです。理性ではなくその時々の感情に基づいた結論を出してしまうので、判断基準があいまいになります。ポジティブな気分のときは何をやってもうまくいくと思え、ネガティブな気分のときは何をやってもだめだ、何をしても無駄なことだと思ってしまうのです。たとえば、「あの人と話しているとき悲しい気持ちになったので、あの人は私のことが嫌いなのだ」「朝、目覚めても気分が悪いので、とても起き上がるのはむりだ」と考えてしまうのは、感情的な決めつけが強い人です。

ではどうすれば？

自分は感情に重きを置く考え方をするくせがあると自覚すること。そもそも感情をもとにした判断はゆがんだものになっている可能性が大きいもの。気分が乗らないのは今だけ、今日は憂うつだけど明日は違うかもしれないから頑張れると自分を励ましたり、憂うつな気分から回復したときを思い出し、あのときは散歩したら復活できたな、それを試してみようなど、考えてみてください。気分と行動は影響し合っています。好きなことや興味があることに取り組むなど、思い切って行動することで気分が変わります。運動も効果的なのでストレッチ（パート３）で体を動かしてみて。

将来

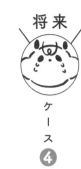

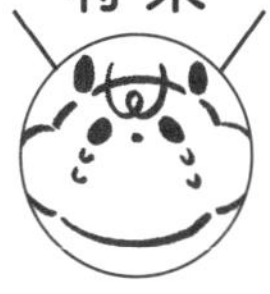

ケース4

特別な趣味もなく、仕事一筋の人生。定年した今どうなるか心配です

会社勤めの人が定年後にうつ症状に悩まされるケースは決して少なくありません。仕事が大好き、超がつくほどの仕事人間だったという方には、定年後うつのリスクが高いように感じられます。

このような悩みを持つ人は、**仕事ができている自分は100で、仕事がない自分は0。こんな全か無か思考**（46ページ・思考のくせ1）をしている優等生タイプの人に多いのではないでしょうか。こうした考え方に偏ると、退職後、毎日何もしていない自分をダメ人間だと思い込み、今の自分は社会からも必要

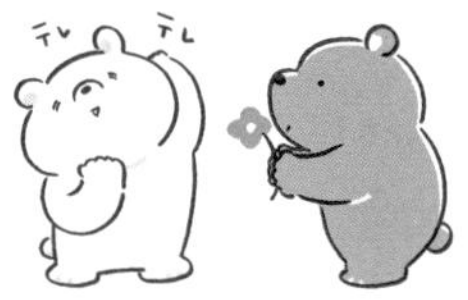

とされていないと悩み、この状態が続くとうつ症状へ。こうした方には、この頭の中をネガティブからポジティブへ変えてもらいます。

「楽しいこと、好きなこと、リラックスできることを思い浮かべてください」

こう言うと、多くの方は、仕事で成功した自分を思い浮かべます。過去の栄光にすがっているとみなさんは思うかもしれませんが、その方にとってよい感情になればそれでOK。輝いていた自分をイメージするだけで達成感が湧き、それがきっかけで前向きな行動につながることもあるのです。

定年後の時間をメリットとしてとらえ、「仕事のキャリアを生かしてボランティアをしてみよう」「人生はまだ長い。何か新しいことにチャレンジすれば趣味ができるかもしれない」と未来志向の考え方をすると、気持ちが軽くなりませんか。

定年後は、運動不足や座る時間が長くなることで呼吸が浅くなり、体の緊張から自律神経が乱れ、気分が落ち込むこともあります。歩くなど運動習慣を取り入れることで気分が落ち込みにくくなり、体を整えることが、前向きに人生を考えるきっかけになるのは、私の経験からも明らかです。

将来

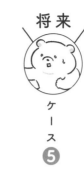

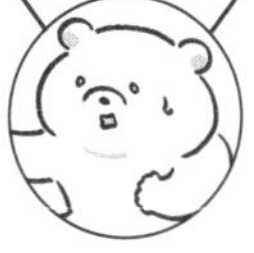

ケース5

今の貯金で足りるの？老後の資金が心配です。考え始めると不安だけがつのります

世の中を騒がせた老後資金2000万円問題——。覚えているでしょうか。これは2019年の金融庁の報告書が発端になったもので、年金だけに頼って生活する場合、20～30年の老後を生きるために約2000万円が必要になるというものでした。当時、患者さんとの間でもこの2000万円問題はよく話題に上り、「人生100年時代。今の貯金で大丈夫かなあ」と漠然とした不安を聞くことが多くありました。定年間近の方だけでなく、20代や30代の方も老後の資金を心配しているようでした。

どれだけ長生きするかわからないのにお金が足りなくなる、生きていけないと不安になったり、気付くといつも老後の心配をしていたり……。これは物事が将来どうなるのかを**ネガティブに結論づけてしまう考え方**（56ページ・思考のくせ5）です。たとえば10年後のことを考えてみてください。10年の間で何が起こるかは、推論でしか語ることができません。なのに「私の将来は孤独だ」「私が幸せな人生を送れるはずがない」と決めつけてしまうようなものです。

では、こんなときにはどうすれば？　悪いほうに考えが向かったら本当にそうなのかと考え直し、無用な憶測をやめてみましょう。失敗続きの人生であってもある日を境に大逆転した人もいますし、未来はわからないと考えるのです。もしかしたら、宝くじがあたって億万長者になるかもしれません。人生100年時代といっても人はいつ死ぬかわかりません。死ねばお金は必要ありません。極端な話ですが、生きるだけ生きて、お金がなくなったら餓死すればいいだけ、そう考えることで心が静まれば、それはそれでいいのです。

もちろん先々のことを考えるのは、未来に対する予防線でもあるので必要なこと。よい結果をイメージしてそれに向けて行動することも心を軽くします。

将来

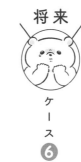

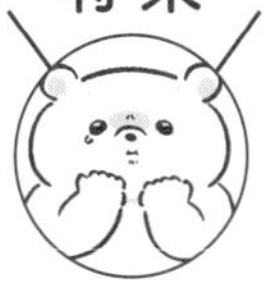

ケース6

まだ先の話ですが、親の老後がいろいろ心配です。どう対処したら……

親の老後や介護の心配は誰もが抱える問題です。親が自分の足で歩けて、日常生活を送れているようであればまだ心配はいらないものの、高齢になれば、周囲がいろいろと気使わなければいけないことが出てきますね。自動車免許を持っているなら、その返納手続きといったことなどもあります。

親の老後問題は健康状態も含め、ある意味そのときになってみないとわからないことばかりです。不確定要素が多くあります。それを今から「寝たきりになったらどうしよう」「家計はぎりぎり。貯金がないから十分な介護をしてあげられないのではないか」と不安に思ってしまうのは、**根拠なく勝手に結論を出してしまう考え方**（56ページ・思考のくせ5）です。

親がいつまで元気でいられるかは親本人にもわかりません。親と同居していれば体の状態などもわかるので、それほど不安にはならないでしょう。しかし、離れて暮らしている場合はやはり心配や不安は大きくなります。

では、どうしたら？

思い煩ってばかりいるから根拠のない結論にストレスを抱えてしまうのです。対応策は、たとえばこうです。親の健康が心配なら、健康診断の結果を聞いてみる。問題がなければ、両親はまだまだ元気と確信を持つことができ、不安はなくなりますよね。毎日顔を見られないのが不安なのだとしたら、リモートで連絡を取り、日々の健康チェックをするのはどうでしょうか。あるいは、お金のことが心配なら、両親に老後の資金について聞いておいてもいいですね。もしかしたら老人ホームに入るために貯金をしているかもしれません。

不安のタネとなっていることを自分なりにクリアにすること。これで根拠なく勝手に結論を出してしまう考え方を修正することができるはずです。

将来

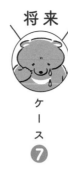

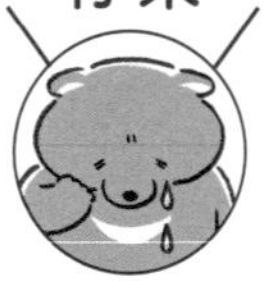

ケース7

シングル女性。非正規雇用で将来が不安です。このままでいいのか……

非正規雇用で働くのは男性よりも女性が多く、シングルともなれば年齢とともに将来への不安も大きくなるようです。正社員になって安定した生活を送りたいということなのでしょうが、なかなか現状を変えることができない、新しい一歩を踏み出す勇気がない――非正規雇用でも努力すれば社員になれるかもしれないのに諦めている、あるいは正社員を採用する会社に転職すればいいのに勇気が出ない。こうした場合は、考え方のくせが隠れています。

「以前、数社受けたけど、すべて落ちてしまいました。だから、もうどこから

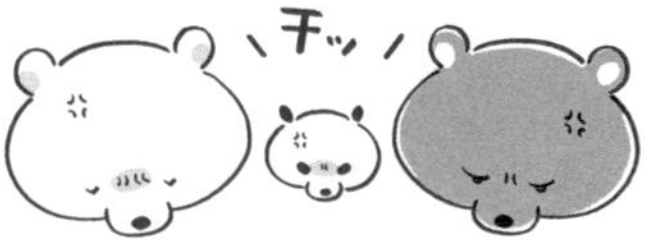

も採用されないに決まっている」

「面接までいったけどうまく答えられなかった。次にもし面接までいっても同じことになる」

こんな考え方をしている人はいないでしょうか。これは**「過度な一般化」**と**いわれる思考のくせで、1回の悪いことを、いつも起こると思ってしまう考え方**（50ページ・思考のくせ2）です。一度や二度起きた悪いことを「いつもこうだ」ととらえてしまうのです。あるいは、

「何の資格も特別なキャリアもないから、どんな会社も受からない」

というのは、**悪い結論を勝手に予測する考え方**（56ページ・思考のくせ5）です。仕事においても、人間関係においても、新しいことを始めて何かしらの失敗があったとき、次に動くことを躊躇してしまうのは、この思考のくせが強く出てしまうことが多いように感じます。さらに、

「不安だから自分は行動できない」

と思ってしまうのは、**感情的な決めつけ**（60ページ・思考のくせ7）。これも、悪い結論を勝手に予測する考え方のように、悪いことばかりが目に入り、偏っ

た結論をしてしまうのです。

では、気持ちを少しでも軽くするためにはどうしたらいいのか？

「次に受ける会社に採用されないと決まっているわけではない」

「面接で上手な受け答えができないことが落ちた原因かどうかはわからない。だから頑張ってみよう」

と考えてみてはどうでしょうか。また、悪いほうへ考えがいきそうになったら、「本当にそうなのか」と問いなおしてみることも大切ですね。

状況が変わらなくても、考え方を変えることで心の持ちようも変化します。なかなか行動できないという方と会話を進めていくうちに、

「自分には勇気がないんだ。でも自分を変えられないから、覚悟してしばらくこのままで頑張ってみる」

「自分には能力がないのだから文句を言ってもしかたがない。現状維持のままでいることに決めた」

と納得して、不満を抱かなくなる人もいます。現状のままストレスを感じない考え方に変えることができれば、その人にとってはそれでいいのです。

将来

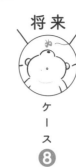

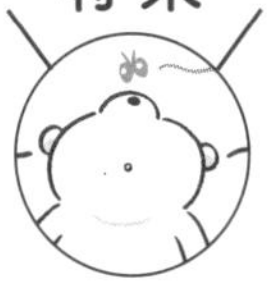

ケース8

なかなかいい人が見つかりません。このまま一生ひとりなのかな……

本当に生涯のパートナーが欲しいなら、婚活パーティーに行くとか、結婚相談所に駆け込むとか、何かしらの行動に出るもの。「いい人が見つかりません」と言う人ほど、何の行動もしていない傾向にあるようです。アクションに結びつかないのは、ネガティブな考え方が関係しています。たとえば、

「見た目がよくないから、自分を好きになる人は誰もいない」

「いつもふられてばかり、自分にはどうせ相手は見つかりっこない」

「給料も少ないし、洋服のセンスもないから、どうせモテない」

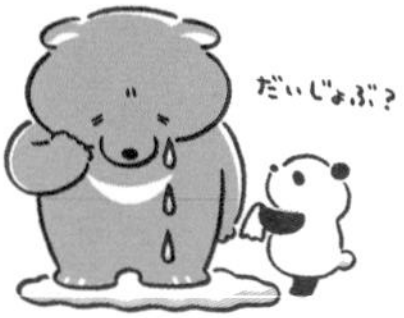

といったもの。これらは**自分にネガティブなレッテルを貼る考え方**（64ページ・思考のくせ9）です。こんな方には自信を持っていただけるように、次のようなお話をすることがあります。

「街なかを歩くカップルを見てください。みんながセンスのよい洋服を着た美男美女ですか？　そんなことはないですね。見た目だけで結婚するかしないかを決めることはないですよね」

「目がかわいい、顔の形が好き、包容力がある、やさしいなど、自分のいいところを探して、自信を持ってください。人と比べる必要はありません。自分の好きなメイクに変える、あるいはプチ整形という選択肢もあります。自信が出てくると相手が受ける印象も変わって、『すてきな人だな』と思ってくれる人があらわれるかもしれません」

頭に浮かぶイメージからマイナスなこと、ネガティブなことをなくしていくことは、ストレスを減らすことにもなります。

このほか、次のような考え方が行動を邪魔しているケースもあります。パートナーに求める理想が高すぎて、**「合コンや婚活パーティーに行っても見つか**

りっこない」と、根拠もないのに悪い結果を導く考え方（56ページ・思考のくせ5）をするケースです。あるいは**「必ず理想の人と結婚すべき」というすべき思考**（62ページ・思考のくせ8）**が強い人**もいますね。

プライドが高い方の中には、結婚相談所など第三者の力を借りることに抵抗がある方もいます。とはいえ、いろいろとお話をする中で、柔軟な考え方ができるようになり、友人の紹介やお見合い、婚活パーティー、結婚相談所など、パートナー選びの手段を広げる行動を起こしたことで、「ゴールインしました」と嬉しそうに報告をくれた方もいました。すてきな人と知り合ったらお茶に誘ってみるのもいいですね。ひとりと決めずに、気になる人とは実際に話してみるのです。断られることを前提で誘えば頑張れるのではないですか。行動に出ると習慣が変わり、落ち込みのループから抜け出すことができるはずです。

そもそも、生涯ひとりだからといって不幸とは限りません。パートナー探しがストレスになっているなら、結婚すべき、パートナーは持つべきといったすべき思考を変える必要がありそうですね。

自分はどうしたいのか、しっかり向き合うことが大切です。

将来

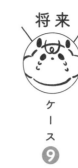

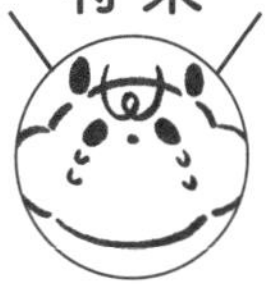

ケース9

地震が怖くて日常生活がおろそかに。自然の脅威はわかっているけど……

地震、台風、洪水、ゲリラ豪雨などなど、日本は自然災害が多い国です。災害はいつくるかわかりません。多くの人が怖いと思っていますし、不安も抱いているはずです。だから、防災用品を準備したり、訓練をしたりして備えているのです。そのため、多くの人は不安の度合いを薄めているので、大きなストレスに感じることはありません。しかし、こうした行動もしないで、**自然災害がきたら死ぬかもしれないとおびえ、強い不安を抱くのは、悪い結果を勝手に予測する考え方**（56ページ・思考のくせ5）です。

私の整体院は東京の八王子市にあり、万が一、富士山が噴火すればたくさんの灰が降るなど大きな被害を受けるエリアです。ですから、私は防災グッズをきちんと備えていますし、灰が降ってきたときのために医療用のゴーグルも買いました。そして、人は必ず死を迎えるわけですから、たまたま災害で死ぬこともありうると考えることにしています。こうした話を、自然災害に漠然とした不安を抱いている方にすると、

「そういえば、防災グッズを用意していませんでした」

とご自身を振り返り、防災グッズを揃えることで不安が軽減する方も。いつくるかわからないものに対しては、どれだけ準備ができるかが肝心です。

一方、行動に移すという手もあります。たとえば、地震が少ない地域に引っ越すという方法です。私の知り合いにも東日本大震災の直後、子どもへの放射能の影響が心配だからと東京から九州へ家族で引っ越したという方もいます。

過去に大きな自然災害を経験した場合、地震が怖くてなかなか寝付けないなど体の不調につながることもあるようです。こうした場合は、パート3で紹介するストレッチや呼吸法が症状改善に効果的です。

将来

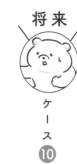

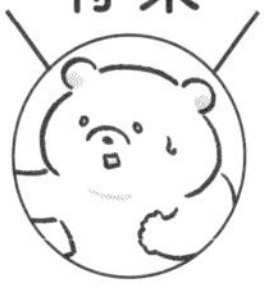

ケース10

不測の事態が起き住宅ローンを払えなくなったら……と思うと不安です

新型コロナウイルス感染症の影響で、住宅ローンを支払えなくなっている人が増えていると聞きます。

会社が倒産して仕事も見つからず、貯金を切り崩している状態が長期間続けば、家を売るという選択肢も当然でてきます。ニュース番組でもせっかく購入したマイホームなのに、コロナ禍のあおりを受け仕事がなくなり、マイホームを売却せざるをえなくなった事例が紹介されていました。確かにつらく、困難なことではありますが、現実的な対応策のひとつとして間違ってはいません。

行動に出ることで漠然とした不安はなくなり、今後はどうするのか課題がわかるからです。悩むのではなく、考えることで不安は消えるのです。

このケースの場合、根拠もないのに、住宅ローンが支払えなくなったら……と不安を抱えてしまうことが問題なのです。

そもそも金融機関の住宅ローンが組めたのは、厳しい基準審査を通過したから。専門機関からきちんと返済してくれる人だと認められたわけですから、返済能力に自信を持つべきなのです。年収もそこそこある、給与もボーナスもある、会社の業績もそれほど悪くない、それなのに将来何かあって住宅ローンが払えなくなるかもしれない、と不安を抱えてしまうは先読みの誤り。これは**根拠もないのに悪い結果を導く考え方**（56ページ・思考のくせ5）です。

「根拠がないのだから、悪い結果ではなく、よい結果を思い浮かべましょう」

これは、先読みの誤りをする傾向にある方へ私がお伝えする決まり文句です。コロナの影響で会社の業績が悪化しても一時的なもので、回復するはず。きっと大丈夫、そう思ってもいいわけです。

「そんな能天気ではいられません」

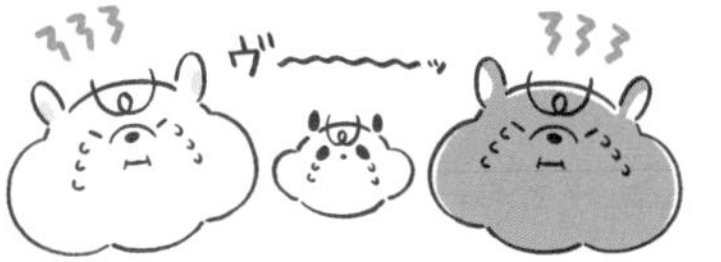

「では、根拠を探しましょう。根拠が見つかれば不安は取り越し苦労だったとなるかもしれませんし、あるいは、これは不安がっている場合ではない！　早く行動しなければ、となるかもしれません」

根拠もないのに悪い結果を導く考え方をしていると、悪くなる未来しか思い描けないので、人生が暗くなってしまいますよね。それは時間の無駄です。

また、こんなケースもあります。実際にはすでに住宅ローンを支払うことができない状況に追い込まれているのに、なかなか現実を見ることができない人です。こんな方は、**マイホームを持てる人は勝ち組、ローンを払えず手放すのは負け組とレッテルを貼る考え方**（64ページ・思考のくせ9）が強かったり、プライドが高くばかにされたくない、**自分は人より上にいるべきという考え方**（62ページ・思考のくせ8）に偏っていたりする可能性があります。現実的に住宅ローンが払えないのに、今の生活レベルをキープしようとして対処していなければ、不安だけがどんどん膨らむのは当たり前です。

思考ぐせを変えることは、心を軽くするだけでなく、現実に即した行動に結びつくメリットがあるのです。

友人

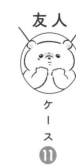

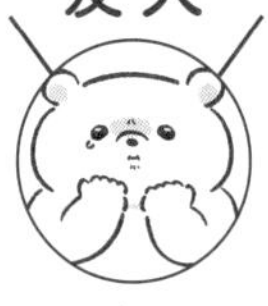

ケース 11

体力や気力が落ちて記憶力も心配……。このまま健康でいられるのか不安

自分の健康について極端なほど心配する方は少なくないですね。話を聞いてみると「このまま認知症になってしまうのではないか」「体力が落ちてきたのは何か隠れた病気があるのかも」と漠然とした不安を抱えているようなのです。これは**根拠なくネガティブな結論に飛んでしまい、事実とは異なる結論を出してしまう考え方**（56ページ・思考のくせ5）です。ひととおりお話をうかがった後に言う私の決まり文句は、

「病院に行ってきちんと調べてもらってください」

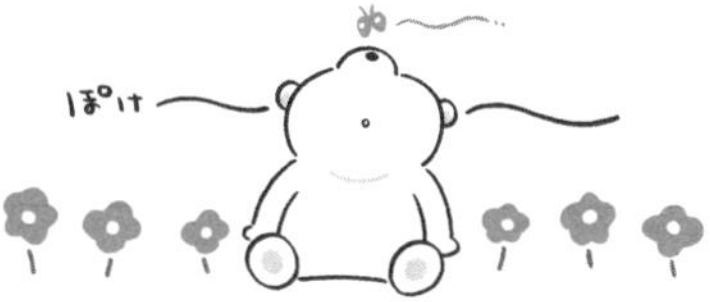

です。すると、

「先生、医者には行ってますよ。でも、何の異常もないって言うんです。おかしくないですか？」

という言葉が返ってきます。病院で検査をして異常がなければ普通はほっとひと安心です。仮に何かの病気が見つかったら早く発見できてよかった！となるもの。でも、健康への過度な不安を抱えていると、異常がないのは嘘だ！と思うのです。なぜなら、病院に行く目的は検査で異常を見つけることだからです。自分の体は何かおかしいと思っているので、異常が見つかるまでドクターショッピングを続けることになるのです。

「何カ所も病院に行って検査をしたのですから、大丈夫ですよ。どこも悪くないのですから、考えられる原因は自律神経の乱れですね。でもそれを整えればよくなりますよ」

と私なりに判断して伝えると、ほっとされる方が多いのです。きっと訪ね歩いた病院では「原因はよくわかりません」と言われることが多かったのかもしれません。ドクターがはっきり「自律神経の問題だ」と言ってくれれば安心するのでしょうが、そもそも自律神経のことはすべて解明されているわけではないので、ドクターも明確な診断は避けるのでしょう。それが不安を生んでいるのかもしれません。こうした中で私が原因を指摘したので合点がいったというのでしょうか。

運動習慣もあり健康体の方だったのですが、筋肉がけいれんしたのを心配し、ＡＬＳ（筋萎縮性側索硬化症）を疑って病院へ行くことに。心療内科にまわされたのですが、結局は異常なしと言われて安心したということでした。テレビの情報番組などで稀な病気のケースが紹介されることもあり、世の中にはたくさんの健康情報があふれています。たまたま自分にその自覚症状があると病気かも？　と不安になるのです。情報過多が不安をあおっている側面もありますよね。でもこの方の場合、病院に行ってしっかり根拠を見つけ出し、安心したのでストレスをためることはありませんでした。

セルフケアの時代ですから健康に気を付け病気の早期発見をすることは大切ですが、やはり心配のしすぎはストレスにつながるようです。

マナー&ルール編

公共の場でルール違反やマナー違反をする人に出会ってイラッ。どう対応したらいいの？

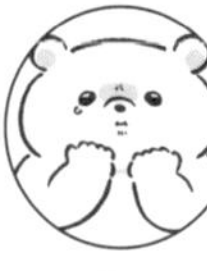

ケース1

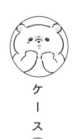

残業でタクシー帰宅。疲れているのに話しかけてくる運転手にイライラ！

こうした状況は日常的によく起こりますよね。**このケースでのストレスになってしまう考え方はすべき思考**（62ページ・考え方のくせ8）です。

ひとつは、こっちは残業でクタクタなので寝たい。だからそれを邪魔しないように運転手は静かに運転すべき——という考え方です。

でもちょっと待ってください。これはあなたの常識で、もしかしたら運転手さんからすれば、疲れているお客さんを少しでも癒してあげようと言葉をかけたりするのが自分のルールかもしれません。人はそれぞれ持っている常識が違います。自分の常識は相手の非常識ということもあります。少し視点を変えると、運転手さんの行動も心に余裕を持って見ることができませんか?

私もタクシーでこうしたケースに遭遇したことはありますが、割とはっきりと言う性格なので「疲れているので、少し静かにしていただけませんか」とお願いするのでストレスになることはありません。でも言えないことがストレスになる人も。

これもすべき思考のパターンに陥っています。他人(この場合は運転手さん)に対してはいい人でなければいけない、感じのいい人と思われないといけない、話しかけられたら無視すべきではないという、すべき思考で自分を縛ってしまい「静かにして」が言えないのです。いい人でなければならない、ということはない! と考えるのも対処法になります。

マナー

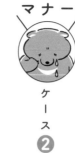

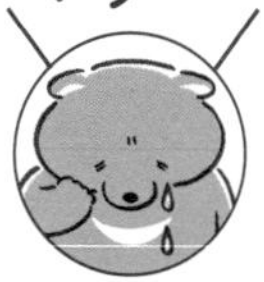

ケース2

待ち合わせ時間に毎回当たり前のように遅刻してくる友人にイラッとします！

たまの遅刻はしかたがないと許せても、約束の時間を守ろうとせず平気で遅刻してくる人や、何度も遅刻を繰り返し悪びれる様子もない人には正直イラッとさせられますよね。

時間を守るのは社会人として最低のマナー、と多くの人は思っています。遅刻はマナー違反です。人はこうしたマナーやルールを守らない人に遭遇するとイラッとします。なぜか？ **約束の時間は守るべきというすべき思考**（62ページ・思考のくせ8）**を持っている**から。期待に応えてくれない相手にフラストレーションを抱えてしまうのです。こんなときは「普通だったら約束は守るよね、でもこの人は守れない人なんだ」と、自分を変えることです。

数分以内の遅刻は許容範囲と考え、我慢するのもひとつの方法です。まじめで几帳面な人なら1分の遅刻も許さないということもあるでしょう。しかし、遅刻の基準はまちまちで、地域によって遅刻は当たり前という価値観もあるので、考え方をやわらかくしてのぞみたいところです。相手は必ず遅刻するのだから、自分も遅刻する、という選択肢もイライラをなくす対応策です。どうしても遅刻が気になるようならその人との付き合いをやめてしまえばいいのです。

マナーやルールは守るべきという思考は誰にでもあるのですが、これへのこだわりが強い人は、**白か黒か、好きか嫌いか、正しいか間違いかなど、両極端な考え方**（46ページ・思考のくせ1）をする傾向にあるようです。自分ももしかしたら？という人もいるのでは。この考えをする人は完璧主義でもあるので、遅刻する人を絶対に許せないのです。

白か黒ではなく、グレーを認める柔軟な考え方や行動ができるようになると、怒りっぽさは解消され、イライラを軽くすることができますよ。

マナー
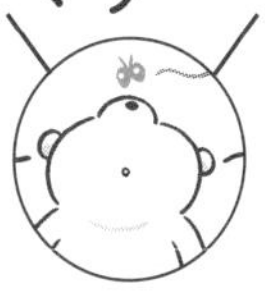
ケース3

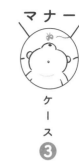

電車やバスでの乗り降りのとき、マナーが悪い人に腹が立ちます

電車を降りる人を待たずに、ホームからずかずか乗り込んでくる人。降りる人が大勢いるのに、車内のドア付近に立ったまま動こうとしない人。

ラッシュ時、車内から大勢が順番で降りているのに後ろからぐいぐい押して降りようとする人。

こうした状況に遭遇すれば、私だってイラッときます。ではなぜイラッとくるのでしょうか。みなさんは（私を含めてですが）、**乗降時は、電車から降りる人のほうが優先されて、乗る人は待たなければならないと考えていますよ**

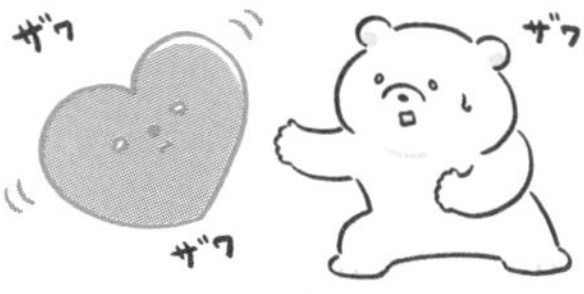

ね。でもこれは言ってしまえば、「〇〇すべき」という自分の考え方（62ページ・思考のくせ8）です。公共の場で感じるイラっとした出来事の多くはこの考え方からきているといってもいいでしょう。「乗る人は降りる人を待つべき」「降りる人よりも先に電車に乗ってはならない」「割り込んではならない」などと考え、それに従わない人にイラつくのです。

マナーやルールに従わない人も一定数いるのは事実。そして、こうした人たちが行動を改めることにほとんど期待が持てないのが現実です。それなら自分がイライラしない思考に変えるしかありません。

たとえば、「あの人は急いでいただけなんだ」と思うことで自分のイライラが治まるならそれでもいいですし、マナーを無視して乗ってくる人には、自分からよけなくてもいいわけです。誤解をおそれずに言えば、対処法の良し悪しは関係ありません。荒唐無稽に思えるかもしれませんが、マナーを徹底させてほしいと鉄道会社に文句を言ってもいいわけです。

自分にとってストレスにならない考え方や方法がどれくらいあるのか、それを増やしていくことはストレスに強くなることでもあります。

マナー

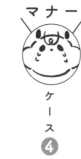

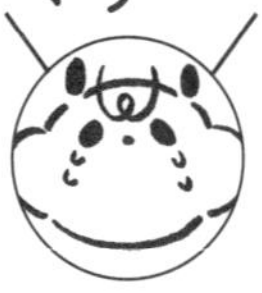

ケース4

電車の中、ヘッドフォンからの音漏れにイラッ！どうしたら……

日常生活の中で、ついイラッとしてしまう理由のひとつに公共でのマナー違反があります。自分がこうすべきと考えているルールを守れない人に対して憤りを感じるのです。この音漏れのケースもそのひとつ。ヘッドフォンからの音漏れに気を付けるのは、多くの人が共通意識として持っている常識的なマナーですから、同じような経験をお持ちの方は多くいるでしょう。

このように**公共の場でのマナー違反を腹立たしく思ってしまうのは、多くはすべき思考**（62ページ・思考のくせ8）**からくる**もの。当然、みなさんにもこ

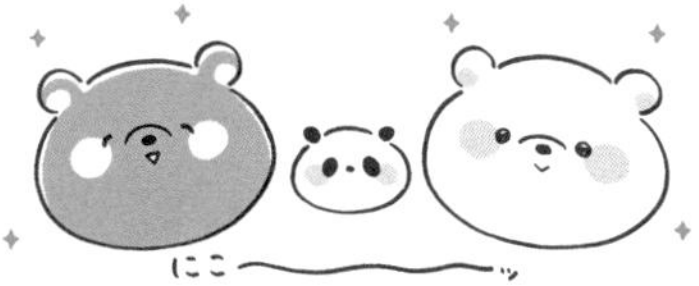

うしたすべき思考はあるのですが、音漏れが許容範囲であれば受け流すなど、その考えの程度を調整して対処していますよね。しかし、すべき思考に偏りすぎている場合、わずかな音も許せなくてイライラがつのり、わずかな音漏れに対しても文句を言い、ケンカなどのトラブルに発展してしまうから困りもの。

このようにトラブルにまで発展してしまいそうな人に言いたいのは、そもそも自分と同じようにルールを守ることを相手に期待することが間違っているということです。相手に自分の考えを強要することはできませんから「マナーを知らずにかわいそうに」と、少し上から目線でこんなふうに思うのもひとつ。こう思うことで自分の憤りが少しでも軽くなればいいわけです。あるいは、常に耳栓を持参して必要なときに使って回避する、電車がすいていれば、音が気にならないところに移動するという行動をとる方法もあります。

音漏れ以外でも、ガラガラの電車に乗ってきた人が、なぜか自分の近くに座ってくることにイラッ。満員電車の中でリュックを背負ったままぶつかってきた人にイラッ。これもすべき思考からくるもの。避けられるべきイラッにいちいち心が反応しないように、対処してみてはどうですか。

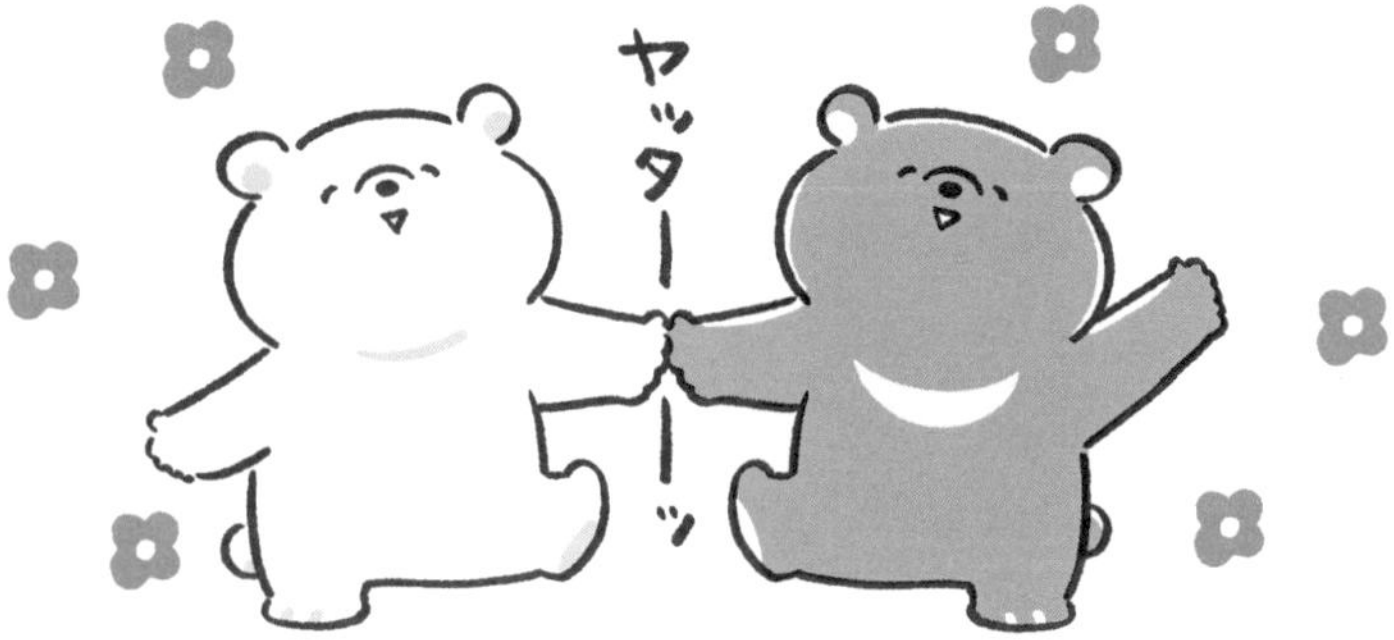
ヤッターーッ

PART3

自律神経を整える セルフケア

正しい姿勢で自律神経を守る お腹を凹ませた姿勢を習慣に

現代はスマホやパソコンを使用する機会が増え、不良姿勢になっている人が多くいます。代表的なのが猫背です。自分の姿勢には気付きにくく、肩こりや首こりなどが出てきてはじめて姿勢の悪さに気付く人も少なくありません。姿勢の悪さに気付けば、「いけない、いけない」と、背すじをピンと伸ばしてよい姿勢をとるものの、時間がたつうちに猫背に戻ってしまう、という感じではないでしょうか。

こんな人は、すでに背中や肩の筋肉が硬くなりすぎて、よい姿勢をとることが難しくなっています。猫背が習慣化すると、ここからつながる頭蓋骨を包む筋肉もカチカチ。これにより、脳脊髄液の流れが悪くなり、自律神経の乱れを引き起こします。脳脊髄液には神経に血液や栄養を運び老廃物を除去する役目があり、この流れがよくなれば神経の働きもよくなるのです。

さらに、猫背などの悪い姿勢によって内臓が圧迫されることで、内臓の働きも弱くなります。胃が弱ると上のほうに持ち上げられ、横隔膜の運動の妨げになります。すると肺が大きく膨らまないので深い呼吸もできなくなります。これらはすべて自律神経の乱れにつながってしまうのです。

ですから、正しい姿勢をとることはとても重要です。

正しい姿勢をしてくださいと言うと、胸を張りすぎて腰を反った姿勢になりがちです。これは背中の骨や腰の骨に負担がかかり、骨がゆがみます。こうなると背骨から体の器官に向かう神経が圧迫され、不調が出やすくなります。

それでは正しい姿勢をとるコツをお教えしましょう。正しい姿勢は、胸を張るのではなく、お腹を背中につける意識で、お腹を凹ますことです。お腹を凹ますだけで背すじがすっと伸びた感じがしませんか？　背すじを伸ばそうとすると腰が反ってしまいますが、これなら無理なく正しい姿勢がとれます。頭が体の真ん中にストンとのる感じになるのでとても楽なのです。そして目線は真正面を向けること。座り姿勢でも立ち姿勢でも同じです。

このお腹凹まし姿勢は、最初のうちは腹筋を使うので少し疲れを感じるかもしれません。でも、慣れてくるとお腹を凹ますことがつらくなくなります。正しい姿勢を保つために腹筋運動などの筋肉トレーニングを行うのも有効ですが、わざわざ筋トレをしなくてもお腹凹まし姿勢をとるようにしていれば、自然に腹筋も強くなります。運動嫌いでもこれならトライできますよね。根気のいることではありますが、ぜひ取り組んでいただきたいと思います。

今は、電車の中では誰もが下を向いてスマホの画面を見入っています。下向きだと首に負担がかかり、首の筋肉は硬くなり、首の骨がゆがんで神経を圧迫し、脳脊髄液の流れも悪化します。この神経は首から上の器官につながっているので、ここが圧迫されると目の奥の痛みや頭痛などの症状を引き起こします。ですから、電車の中ではなるべく下を向かないようにしたいものです。

悪い姿勢になってしまうということは、姿勢を保つ筋肉が硬く弱っている証拠。本書で紹介する首のストレッチ（232ページ）、背中のストレッチ（236〜238ページ）、肩と上腕のストレッチ（239ページ）でこり固まった筋肉をゆるめることで、楽に正しい姿勢がとれるようになります。

正しい姿勢をとってみよう！

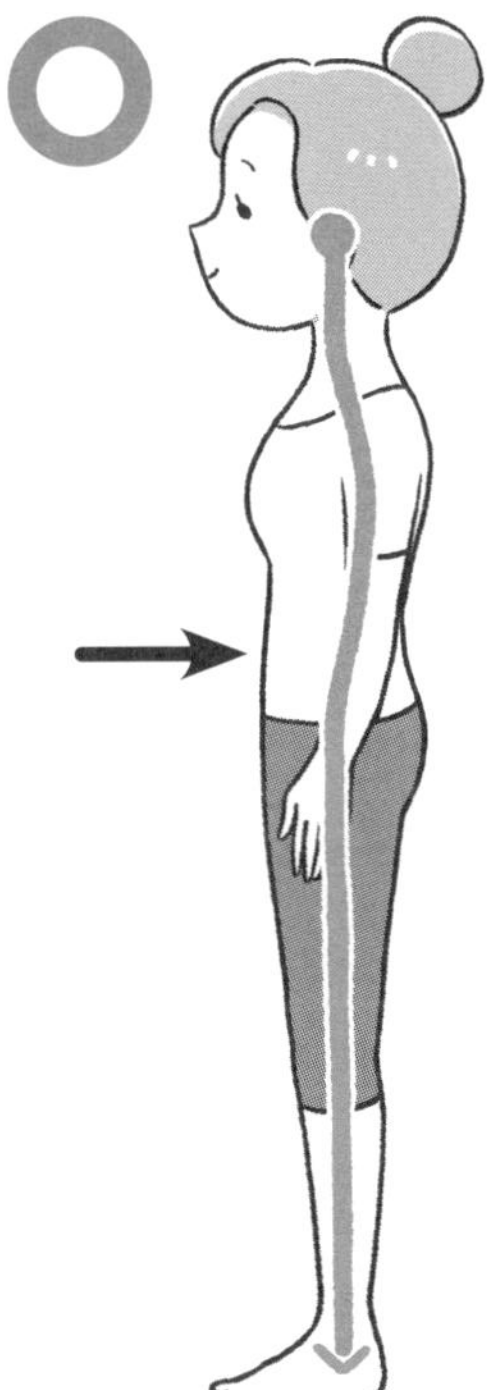

背骨がＳ字カーブを描き、頭の重さを首、背中、腰の骨と筋肉全体で支えるのが正しい姿勢。お腹と背中をつけるイメージでお腹を凹ますのがコツ。

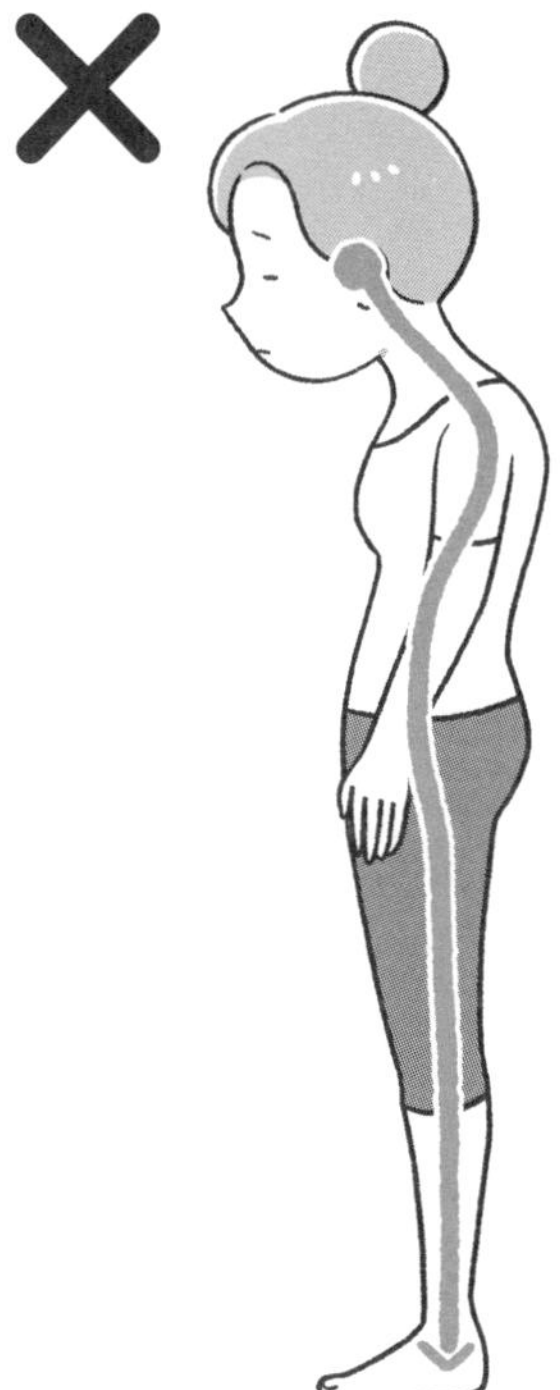

体の一部に負担がかかるのは悪い姿勢。

胸式呼吸で自律神経を整える
深く大きな呼吸でリラックス

心拍、体温維持、内臓の働き、血管の収縮や拡張など、生命維持にかかわる体内の働きの中で、唯一自分の意思でコントロールできるのが呼吸です。意識的に深くゆっくり呼吸をすると副交感神経が活発になり、交感神経の働きを抑えます。心を落ち着かせたいときに、ふーっと深呼吸をしますよね。これがまさに副交感神経が働いてリラックスした状態です。

では、自律神経にとってよい深呼吸を紹介しましょう。

それは胸式呼吸です。胸を大きく膨らませて深く大きな呼吸をすることは、脳脊髄液の流れをよくし、全身の神経の働きを高めてくれます。それだけではありません。内臓が活発に動くようになるという作用もあるのです。内臓にも筋肉が付いているので、体がリラックスすることで内臓の筋肉もリラックス、当然その機能も高まり弱った内臓がリセットされます。

一般的な呼吸で知られる腹式呼吸では効果はないの？　そんな声が聞こえてきそうです。

自律神経を整える呼吸は頭蓋骨を包む筋肉を動かす必要があるのですが、そのためには肺や胸郭の動きが欠かせません。胸部が動くときに頭蓋骨を包む筋膜が引っ張られることで脳脊髄液の流れがよくなるのです。肺や胸郭を動かすためには、肺に空気をためて胸を大きく膨らませる胸式呼吸が有効なのです。腹式呼吸は適さないのです。

では胸式呼吸をするときの注意点です。まずは吸うよりも吐くことを意識すること。吸うことを意識しすぎると過呼吸を引き起こすこともあるので注意が必要です。そして、脳が今リラックスしていると勘違いするまで3～5分は続けてください。脳に「今はリラックスしているんだ」と勘違いさせれば、副交感神経を高めるように体に指示を出します。2～3回大きな呼吸をするだけでは脳をだますことはできません。

口から吐いて鼻から吸うことを意識しすぎるとかえって緊張してしまうの

で、鼻で呼吸すれば問題ありません。口から吸うのは、ダイレクトに汚い空気が肺に入ってしまうのでやめましょう。

そして忘れてならないのが、正しい姿勢で行うこと。悪い姿勢を続けると呼吸に使われる筋肉が硬くなり、肺は膨らむ範囲を小さく制限してしまうのです。呼吸と姿勢は関係があると覚えておいてくださいね。

仕事でデスクワークを長時間しているときなどは、体が緊張して呼吸が小さくなりがち。深く大きな呼吸をしてリラックスすると、脳がリフレッシュでき仕事の効率もよくなります。

寝るときも呼吸を上手に使えば副交感神経のスイッチが入り、ぐっすり眠れます。ベッドに入り仰向けになったら、胸式呼吸でゆっくりと息を吐き出します。しっかり全部吐ききってください。すべて吐ききれば、苦しくなって自然に息を吸い込みます。このとき、全身の筋肉の力を抜くことをイメージしましょう。3～5分続けると体がリラックスしてきます。毎日続けることで自然と大きな呼吸ができるようになり、入眠がスムーズになるはずです。

胸式呼吸でリラックス！

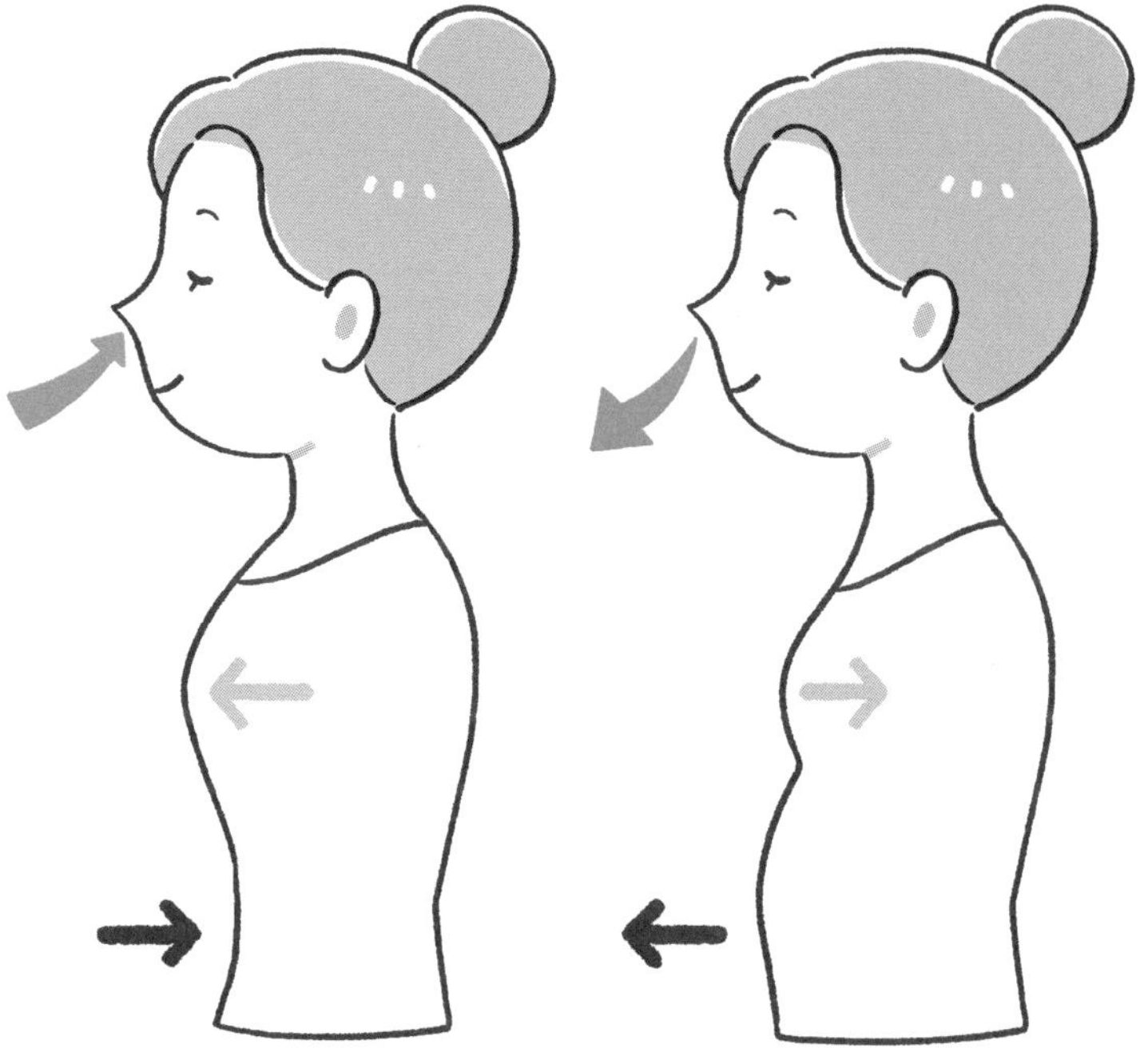

鼻から息をゆっくり吸いながら胸を膨らませていくと、お腹は自然に凹んでいきます。胸を凹ませながら息をしっかり吐ききります。ゆっくり吸って吐いてを3〜5分繰り返します。

内臓機能が整えば自律神経の乱れはなくなる

自律神経症状を抱える人には、内臓の働きが弱くなっているケースが多く見られます。内臓の働きがよいときは副交感神経が働いているとき、内臓の働きがよくないときは交感神経が活発なときです。内臓の働きが弱くなると、下痢、便秘、胃痛、食欲不振などさまざまな不調を引き起こします。

たとえば、副腎という臓器。この臓器はコルチゾールと呼ばれる抗ストレスホルモンを分泌します。強いストレスがかかると、副腎からコルチゾールがたくさん分泌されてホルモンバランスが崩れ、さらに副腎の働きが弱くなり、その結果、自律神経の乱れにつながります。逆に副腎の働きを強くしておけば、ストレスに耐えやすい体になり、自律神経の乱れは起こりにくくなります。ストレス、自律神経、内臓は互いに関連し合っています。すべての臓器がしっかり働くことが、自律神経を整えることにつながります。

さて、もうひとつ、内臓の働きが弱くなると起きることがあるのが腰痛です。腰痛が出るの？と驚かれるかもしれません。腰痛は体のゆがみや筋肉の張りなどが原因なのですが、根本を見ていくと内臓の働きに行き着くのです。

私の整体院には、筋トレをしても、鍼をしても、マッサージをしても腰痛が治らないと言う方がいらっしゃいます。内臓調整の施術をしてわかるのが、内臓に関係する筋肉が硬くなっていることで腰周辺の筋肉にも影響が及び、痛みが出ているということ。この場合、整体的なアプローチで弱っている内臓の緊張をやわらげて機能を高めれば、腰痛が治ってしまうのです。

私の経験から言うと、ぎっくり腰も内臓が弱くなって起こることがあります。腰痛の場合と同じように、骨を整えて弱っている内臓の働きを高める施術をすると、ぎっくり腰が起きなくなります。

内臓の働きを高めておくことは、さまざまな症状の予防になります。内臓の働きをよくするためには、腰まわりの筋肉をゆるめることが重要なので、腰のストレッチ（２４０～２４２ページ）を取り入れてください。

食事で内臓の働きをキープ
水分不足にならないように

内臓の働きを保つために重要なのが食事です。

内臓にとってよくない食事をしていると、臓器がダメージを受けて弱っていきます。私は患者さんを診るときは、どのような生活習慣を送っているのかと同時に、食事の内容についてもうかがい、不調との関係を見ています。こうする中で内臓を弱めている原因となる食べ物がわかってきました。内臓の調子がよくないときは、次のようなことが言えます。

○水分が足りていない
○カフェインのとりすぎ
○塩分のとりすぎ
○砂糖のとりすぎ

○アルコールのとりすぎ

これらが、なぜいけないのか？　ひとつずつ見ていくことにしましょう。

●水分が足りていない

内臓の働きが悪い原因は水分にあるという考え方があります。たとえば、食べ物が消化吸収される過程ではたくさんの水分が使われます。水分不足になると食道や腸内の内側の壁を傷つけ、しっかり消化吸収できません。血液も水分ですから、少なくなれば流れが悪くなり、栄養や酸素の運搬にも影響します。

私の経験から言えるのは、自律神経の不調を訴える方で水分摂取が１日１・５ℓ未満だと内臓全般が弱っている傾向があるということです。

水分不足が原因で弱っている臓器は、水分を１・５ℓ満たせば、自然と元気になっていきます。１時間にコップ１杯を目安に、こまめに水分摂取を。

●カフェインのとりすぎ

コーヒーなどカフェイン入りの飲料を飲むと、目がさえて頭がすっきりしますよね。これはカフェインの覚醒作用で、交感神経の働きによるものです。カフェインをとれば自律神経は乱れます。私もサラリーマン時代に1日十杯もコーヒーを飲んでいました。自律神経の症状が出ていたのに、カフェインをたくさんとっていたのですから、さらに交感神経を働かせてしまっていたわけです。これでは自律神経は乱れる一方です。

自律神経の乱れを感じるなら、少なくとも症状がなくなるまではカフェインをとらないようにすることです。カフェインは常習性があるので、せっかくやめていたのに1回くらいいいやと飲んでしまうと、もとに戻ってしまう可能性も。2週間ほど我慢すれば体は欲しくなくなります。

●塩分のとりすぎ

塩分のとりすぎも内臓に負担をかけます。内臓を整える施術を通したこれまでの経験から言うと、最も影響を受けるのは腎臓だと考えています。腎臓が弱くなると、手足やお腹の冷え、ほてり、ホットフラッシュ、体のむくみなどの症状が出てきます。腎臓が弱っている患者さんに塩分を控えてもらうと、腎臓の働きはよくなります。外食には塩分が多いので気を付けてください。

●砂糖のとりすぎ

甘い物も内臓の働きを弱める一因になります。中でも砂糖は胃や肝臓に負荷をかけ、腸内細菌の働きを弱めます。また、砂糖をとると血糖値が急上昇します。血糖値を下げるため、すい臓からインスリンというホルモンが分泌され、すい臓を疲れさせてしまうのです。内臓に負担をかけないようにするためには、血糖値を急上昇させない食べ物をとるようにしましょう。食後の血糖値の指標はGI値（グリセミック・インデックス）と言います。血糖値の上昇がゆるやかなGI値が低い食品を日常生活に取り入れるといいでしょう。

●アルコールのとりすぎ

適量のアルコールは体への影響が少なく、ストレス解消にもなります。量や頻度をコントロールできるのであればとっても大丈夫です。寝酒は避けること。アルコールで脳の働きが弱くなり入眠しやすくなりますが、交感神経が活発になるため夜中に目が覚めたり、浅い睡眠になるなど睡眠の質を悪くします。

お手製枕で不調を改善
マットも自分の体に合った物に

枕が合わずに夜中に目が覚める、寝起きに首や腰が痛い、これってどうにかなりませんか?という質問を受けることがよくあります。みなさん、いろいろな枕やマットレス(布団)を購入し使ってみるものの、なかなか合うものが見つからないようです。

枕で一番よいものは、バスタオルを互い違いに折り重ねて、自分の首や頭に合う高さの物を自分で作ることです。自作の枕は仰向けで寝ても楽ですし、横向きで寝ても楽。作るときは、朝起きたときに首に不調が出ない高さ、寝返りが一番打ちやすい高さ、この2点を満たすことができる高さを見つけることが必要です。

オーダーメイドなど値段の高い枕をよいと考えること自体が安易な考えなの

です。真ん中がへこんで左右が高くなっているタイプは非常に寝返りがしにくいため、寝ている間に寝返りを打って体のゆがみを取るということができなくなります。

さらにオーダーメイドで作っても、家と店ではそもそもの寝床の硬さが違うはず。店で何度も高さ調節を行っても、しっくりこないのは当たり前なのです。

さて、寝床（マットレスや布団）で一番よいものはというと、これは徹底的に実際に寝てみて、自分の体に合ったものを探す必要があります。日本人の体形に合う傾向のものとしては、やわらかすぎない寝床になります。欧米人に比べて日本人の体形は薄いと言うとわかりやすいでしょうか？　凹凸が少ないので、仰向けの姿勢で寝ることが一番よいとされています。やわらかすぎると、お尻が沈みすぎてしまい、背骨のカーブがよい状態で維持できなくなり、体に無理な負担がかかり続けることになるからです。かといって硬すぎても、お尻がまったく沈まないので、背骨が反りすぎた姿勢で寝続けることになります。

高反発マットレス（ウレタン素材なども含む）などの新製品は、私も実際にいろいろ試して研究しました。しかし、高額にもかかわらず体に合わないことも多いと思います。硬さだけでなく、素材においや音なども快適な睡眠の妨げとなります。どちらかというと、歴史の長いベッド用マットレスを作っているメーカーの商品のほうが、価格に見合った効果が得られると感じています。メーカーごとに特色があるので、自分に合ったものを探しましょう。

枕と寝床について、それぞれ説明しました。双方をバランスよく組み合わせるためには、壁に背中をつけて正しい姿勢で立ち、壁とのすき間を自然に埋めることができ、背骨のカーブを正しい状態のまま維持することができる枕と寝床を選ぶことが、快適な睡眠を得るためにとても重要です。できれば、お試しで使用してから決めると、間違いが少ないと思います。

人生の1／3は、寝て過ごします。それなのに、枕や寝床を研究しないのは、もったいないことです。少し探求心を持って、自分に合うものを探す努力をすることも、必要なことだと私は思っています。毎朝気持ちよく起きて、快適な一日を送るために、寝具の探求に少し努力やお金を費やしてみてはいかがでしょうか。

自分サイズの枕の高さに！

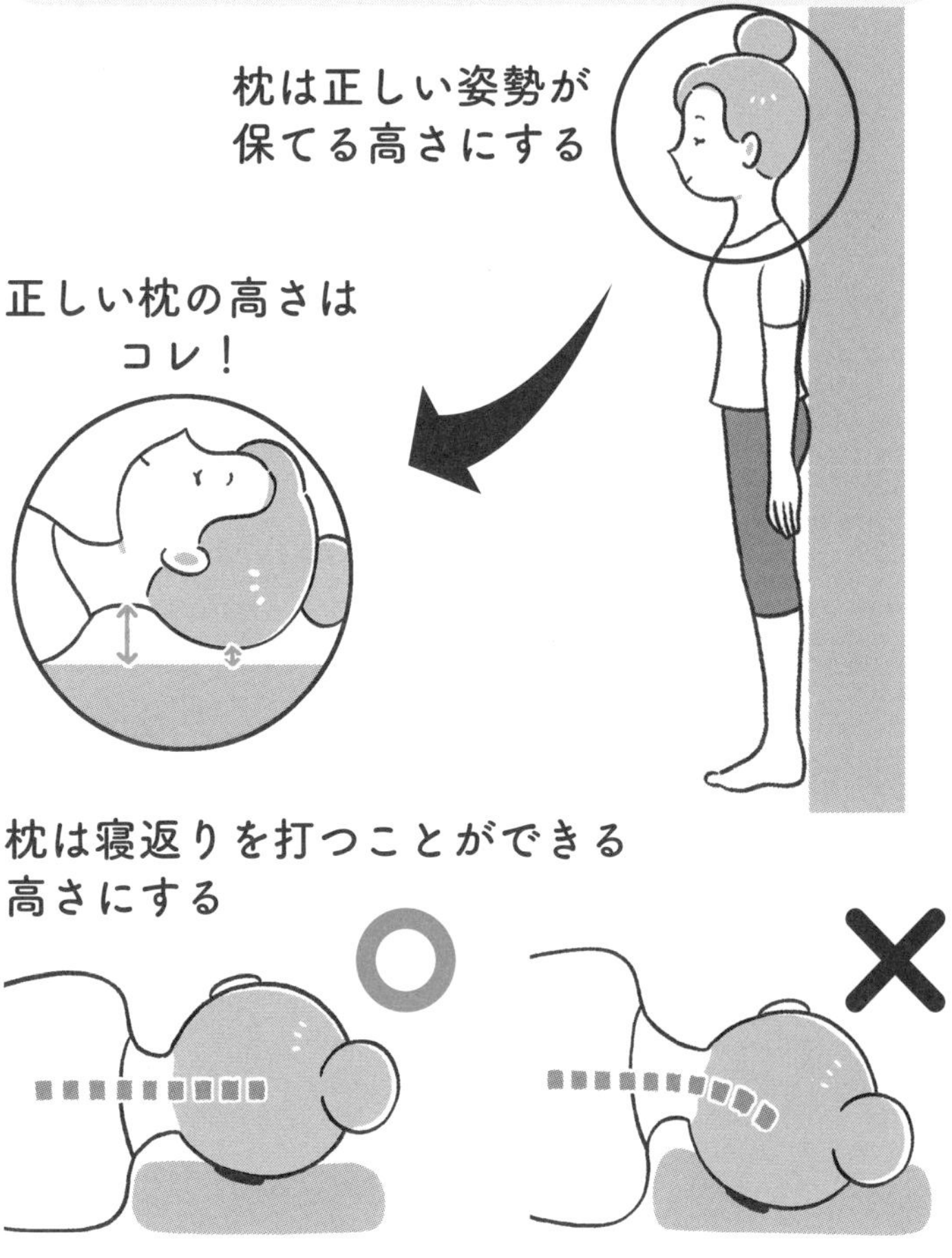
枕は正しい姿勢が
保てる高さにする
正しい枕の高さは
コレ！
枕は寝返りを打つことができる
高さにする

ストレッチで体をほぐして自律神経の働きを活性化

こり固まった筋肉をゆるめるのに効果的なのがストレッチです。運動は自律神経の働きに欠かせない脳脊髄液の流れをよくするので、これにより副交感神経のスイッチが入りやすくなります。体をほぐせば、心もリラックスします。

うつ病になるともう体はガチガチ。私もうつ病の回復の過程でストレッチを取り入れましたが、最初は5分やるのが精いっぱい、長くやろうとしてもすぐに疲れて息切れしてしまうのです。そして、ストレッチをする時間を5分、10分と延ばしていき、午前と午後に1時間ずつストレッチできるまでになりました。すると今まで外に出られなかったのが、ウォーキングやジョギングができるように。体を動かしはじめたときはうつ病を治したい一心で義務感でやっていたのですが、徐々に体を動かせるようになると体力がついてきて、気持ちも上向きになっていきました。このときに取り入れたストレッチを227ページから紹介していきます。

すべてのストレッチを通しで行うのが理想的。数を減らすときは、

●プログラム1（脚のストレッチ1〜3、腰のストレッチ1）、もしくは、

●プログラム2（背中のストレッチ2、股関節のストレッチ1、腰のストレッチ1・2、全身のストレッチ、首のストレッチ、肩と上腕のストレッチ、手と腕1・2）

をこの順番で行ってください。

オフィスではストレッチを取り入れ、長時間同じ姿勢をとらないようにしましょう。こりや痛みが気になる部位のストレッチだけ行ってもかまいません。

自律神経を整えるためにはウォーキングも効果的です。腕を大きく振って大股で速く歩くことはリズム運動になり、副交感神経の働きを活性化させるセロトニンというホルモンを増やします。ストレッチだけでなく、一定の速さで歩くウォーキングやジョギングを1日30分取り入れることで、ストレスからの回復が早くなるはずです。

ストレッチを行うときの注意点

- 大きく息を吐きながら筋肉を伸ばす。
- 伸ばす筋肉や部位を意識する。
- 気持ちよく伸びているところで20〜30秒キープ。「イタ気持ちいい」は伸ばしすぎ、筋肉が緊張してしまい逆効果。
- ストレッチは毎日行う。
- 1日に何回行ってもOK。ただし、筋肉を休めるために2〜3時間あけて行う。
- 朝行うと筋肉がほぐれ、体が活動に適した状態になる。
- ラジオ体操と組み合わせて行ってもOK。
- お風呂上がりに行うのが効果的。

運動

脚のストレッチ❶

リラックス足首伸ばし

コレに効く!

□体全体の骨格のゆがみを整える

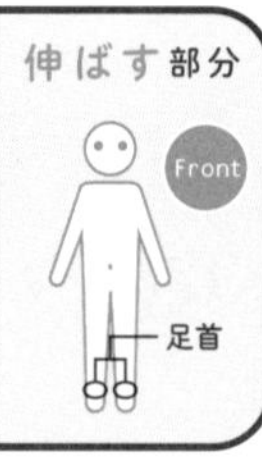

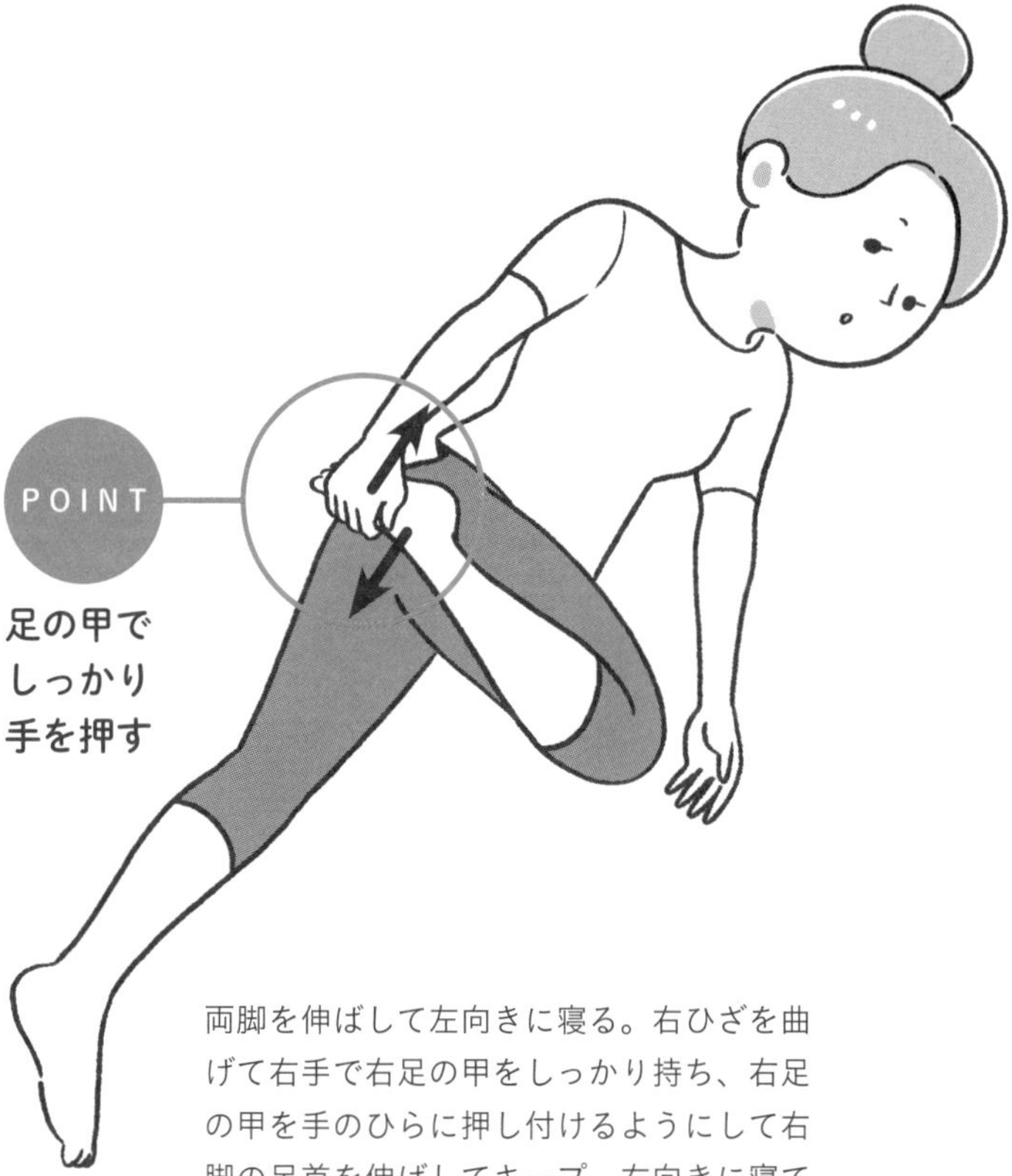

両脚を伸ばして左向きに寝る。右ひざを曲げて右手で右足の甲をしっかり持ち、右足の甲を手のひらに押し付けるようにして右脚の足首を伸ばしてキープ。右向きに寝て反対の脚も同様に行う。

脚のストレッチ❷

ふくらはぎ伸ばし

コレに効く!

□全身の血流をよくする

伸ばす部分

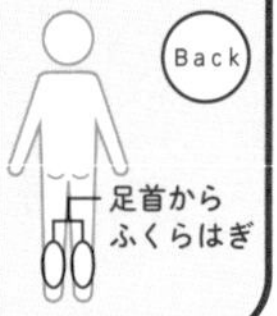

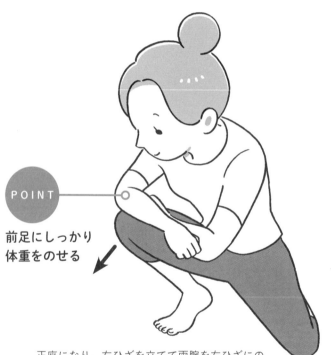

正座になり、右ひざを立てて両腕を右ひざにのせ、左脚は横に広げる。上体を前に倒しながら右脚に全体重をかけ、右脚のふくらはぎを伸ばしてキープ(足首の硬い人は、右足のかかとは上がって OK)。反対の脚も同様に行う。

脚のストレッチ❸

前もも伸ばし

コレに効く！

□ひざの痛み
□太ももの動きがよくなる

伸ばす部分

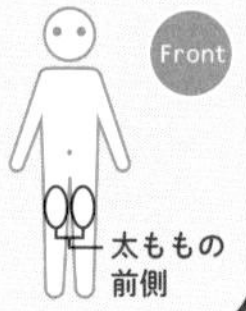

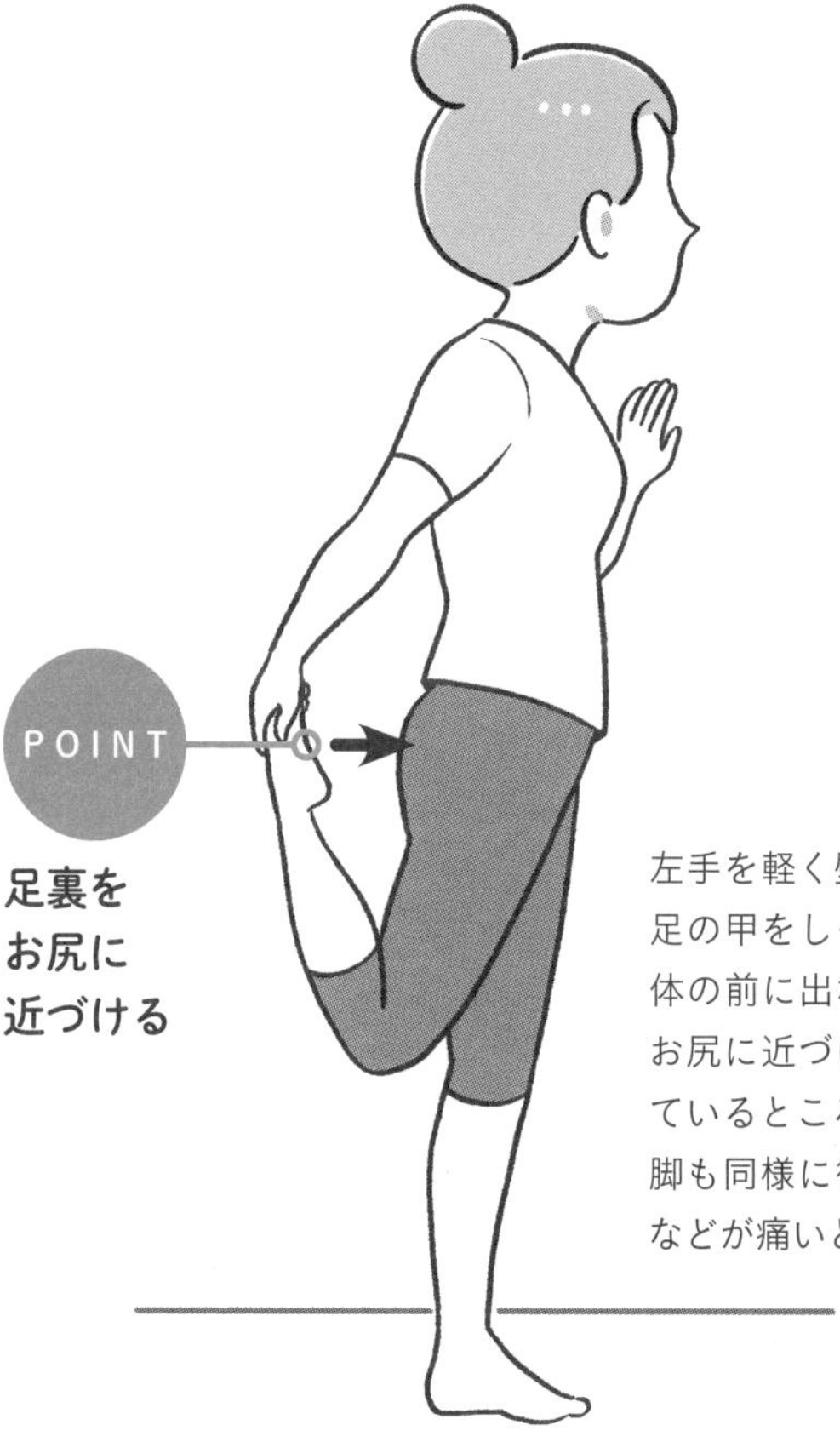

足裏をお尻に近づける

左手を軽く壁に添え、右手で右足の甲をしっかり持ち、ひざが体の前に出ないようにかかとをお尻に近づけ、前太ももが伸びているところでキープ。反対の脚も同様に行う。太ももやひざなどが痛いときは無理をしない。

股関節のストレッチ❶

そけい部伸ばし

コレに効く！

□正しい姿勢の維持

□猫背防止

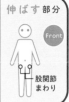

伸ばす部分

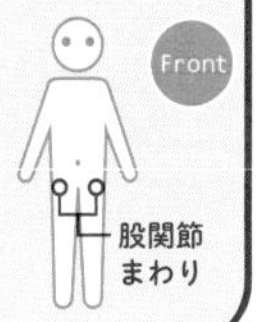
Front
股関節まわり

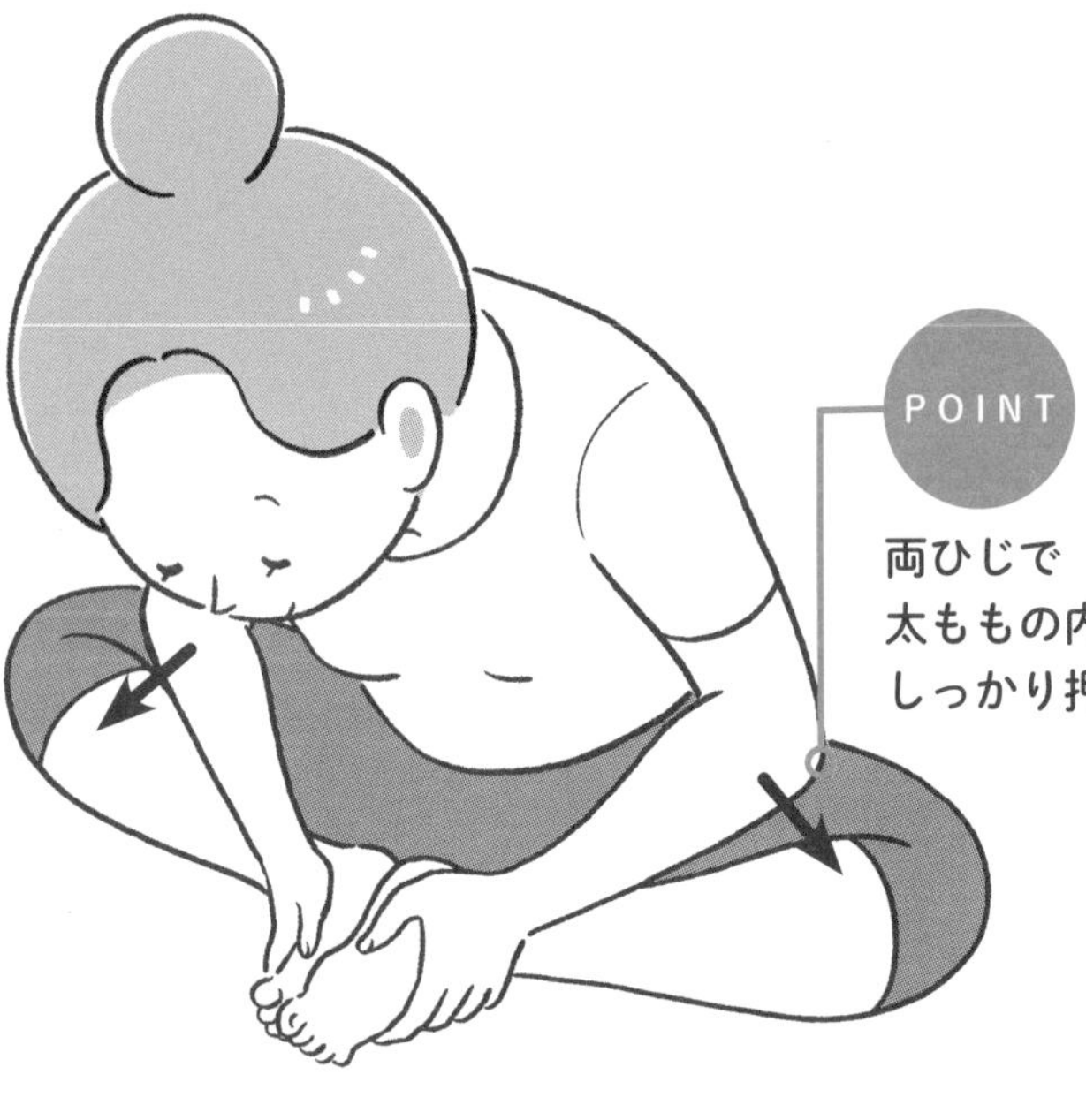
POINT
両ひじで太ももの内側をしっかり押す

床に座り、足裏を合わせ、両手で足をつかんで体にやや引き寄せ、両ひじをそれぞれの太ももの内側に当てる。両ひじで太ももを広げるように押し、股関節まわりの筋肉が伸びているところでキープ。硬い人は両ひじをひざの内側に当てて行う。痛くない範囲で。

股関節のストレッチ❷

片脚引き寄せお尻伸ばし

コレに効く！
□正しい姿勢の維持
□猫背防止

伸ばす部分

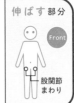

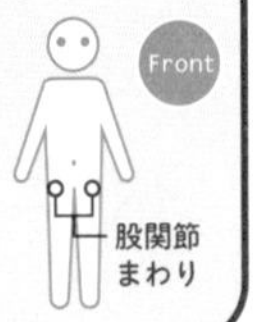

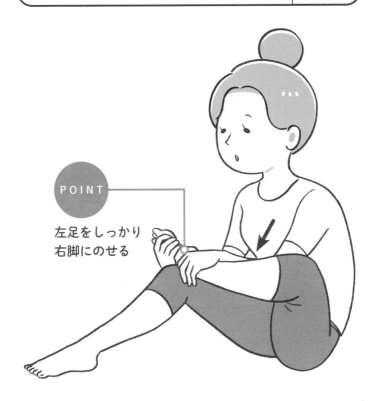

両ひざを立てて床に座り、左足を右ひざにのせ、左の股関節まわりが伸びるところでキープ。できる人は、胸を左脚に近づける。反対の脚も同様に行う。

首のストレッチ

首まわりほぐし

コレに効く！

- □首こり
- □肩こり
- □頭痛
- □耳鳴り
- □ほてり
- □発汗
- □手のしびれ
- □動悸
- □口やのどの不快感

伸ばす部分

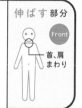

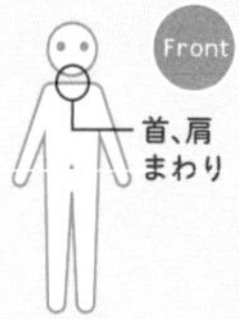

1 首の後ろで両手を組み、背すじを伸ばしたまま、両肘を後ろに引きキープ。

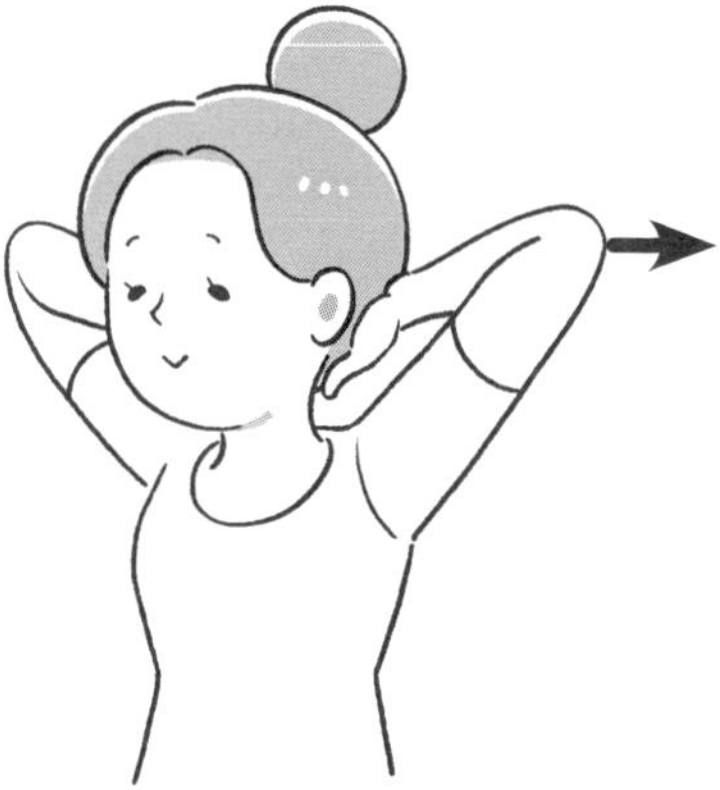

2 頭の上のほうで両手を組み、背中を伸ばした状態で、顔を下に向ける。首に痛みを感じないように行う。

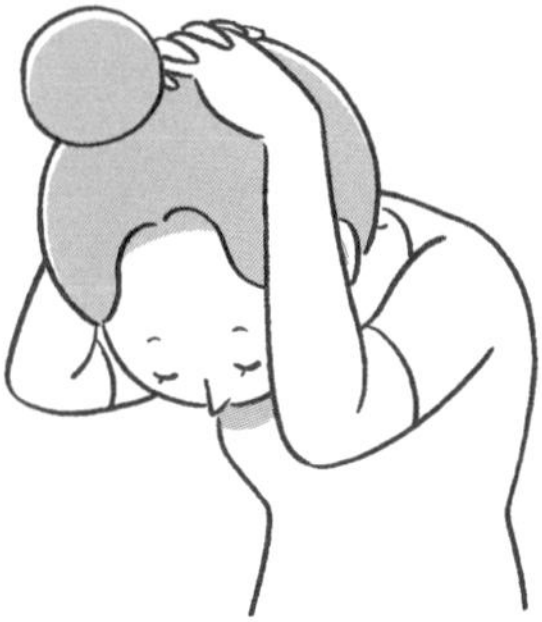

3 右手を頭の上に置き、背中を伸ばした状態で、顔を右斜め前に倒し、左の首すじを伸ばす。反対側も同様に行う。

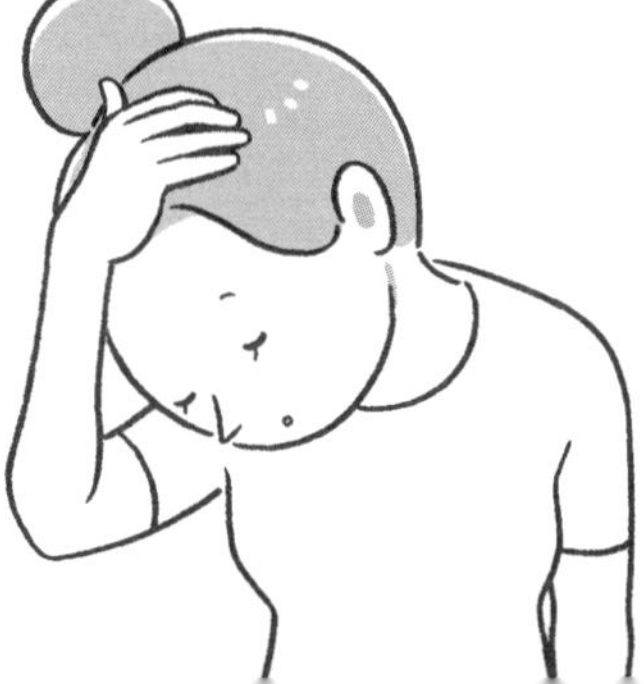

4 両手を胸に当て両脇を締める。両手で胸をしっかり押さえながら、頭を後ろに倒す。

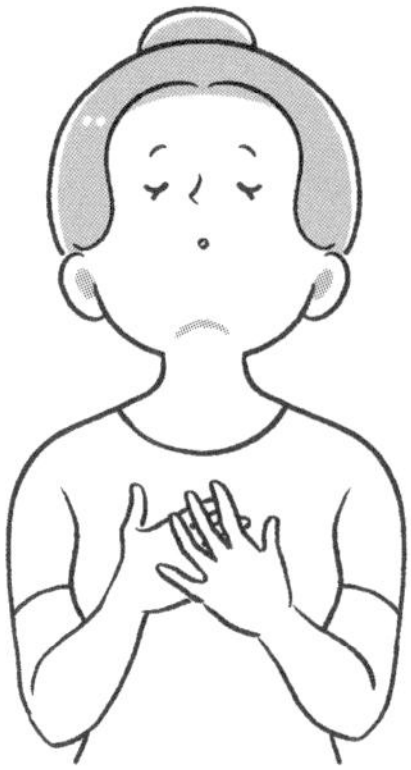

5 頭を右斜め後ろに倒し、左斜め前の首を伸ばす。そのままゆっくり頭を右回りに動かし、顔を下に向ける。

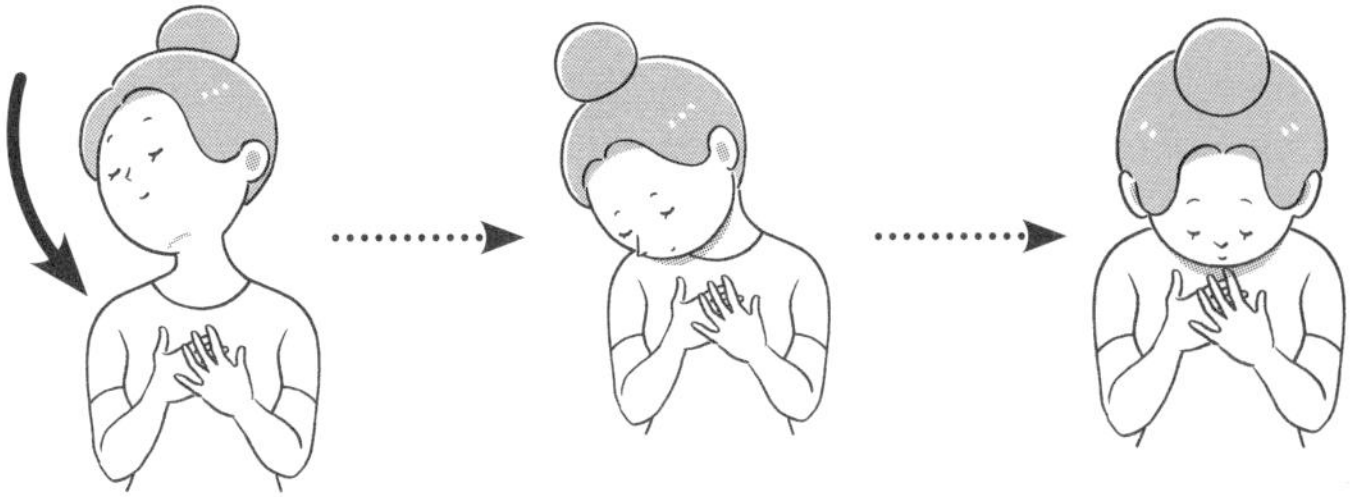

6 頭を左斜め後ろに倒し、右斜め前の首を伸ばす。そのままゆっくり頭を左回りに動かし、顔を下に向ける。

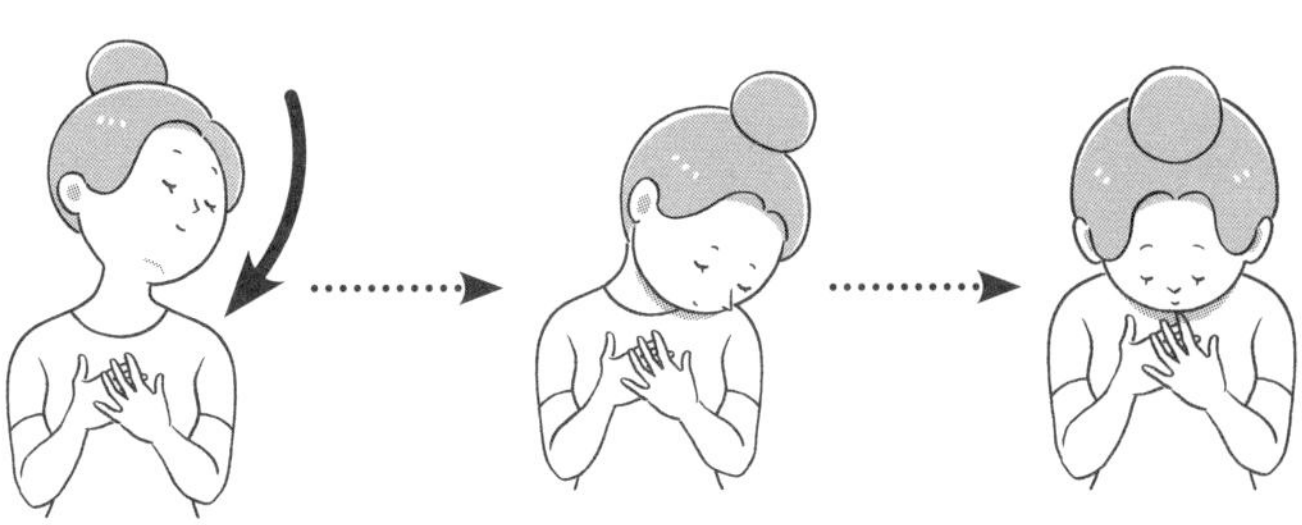

手と腕のストレッチ❶

手のひら外向き伸ばし

コレに効く！

□腕の痛みや張り
□バネ指
□肩こり

伸ばす部分

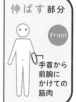

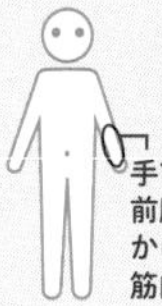
Front
手首から前腕にかけての筋肉

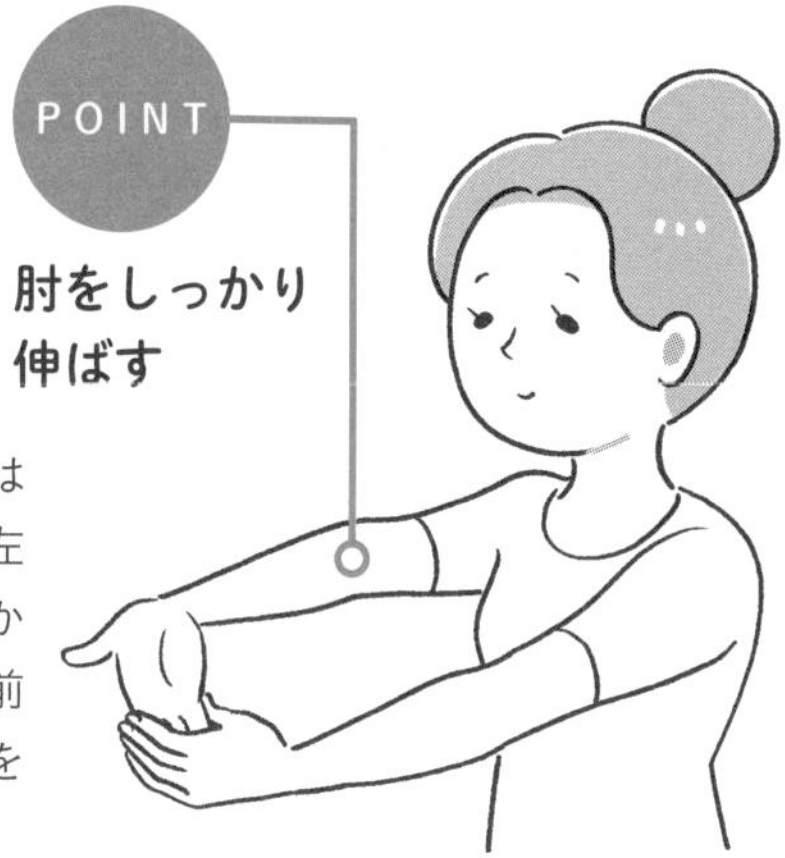
POINT
肘をしっかり伸ばす

右腕を前に伸ばし、手のひらは前に向け指先を下に向ける。左手で親指以外の４本の指をつかみ、右肘を曲げないように手前に引き寄せる。手首から前腕を伸ばしてキープ。

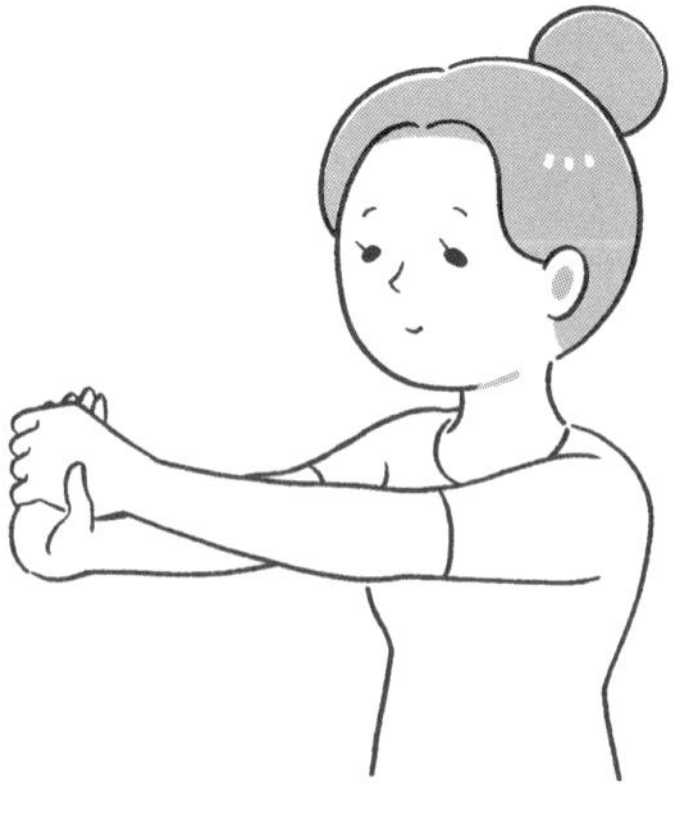

指先を上に向けて、同様に行う。反対の腕も同様に行う。

手と腕のストレッチ❷

手のひら内向き伸ばし

コレに効く!

- □腕の痛みや張り
- □バネ指
- □肩こり

伸ばす部分

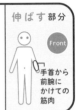

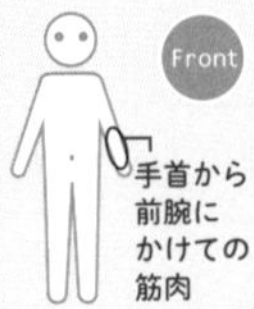

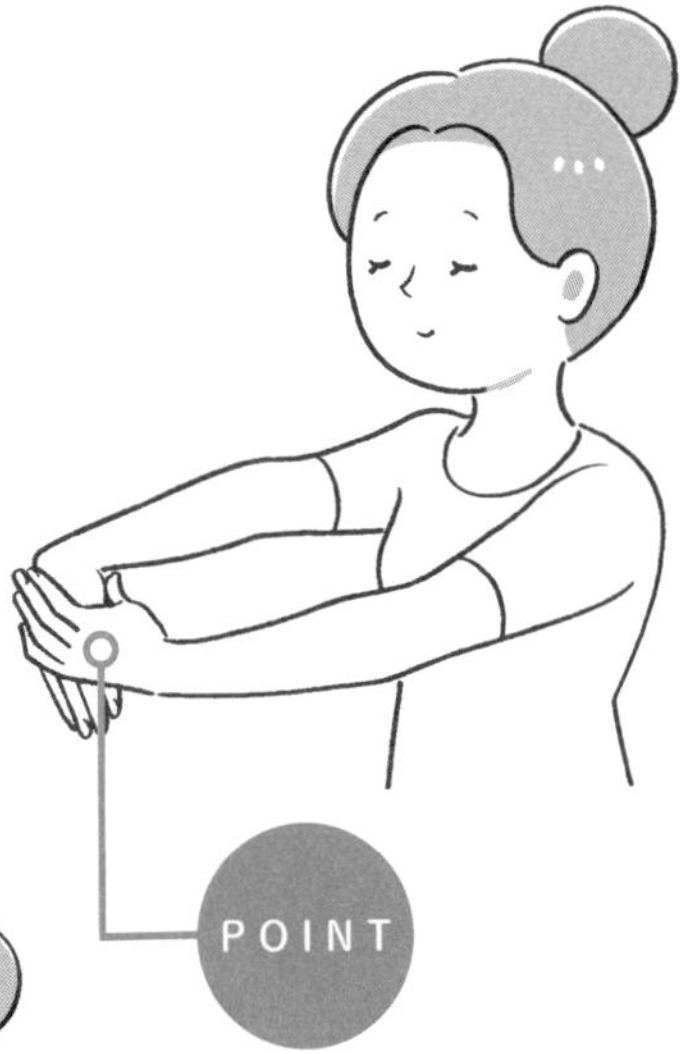

右腕を前に伸ばし、手のひらは体に向け指先を下にする。左手で右手の甲をつかみ、右肘を曲げないように手前に引き寄せる。手首から前腕を伸ばしてキープ。

手の甲を
しっかり押す

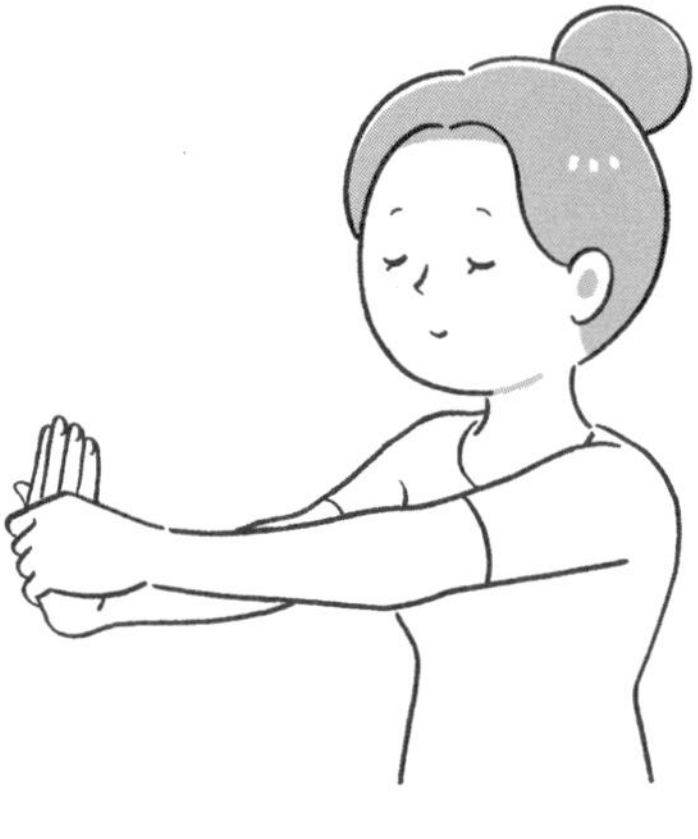

指先を上に向けて、同様に行う。
反対の腕も同様に行う。

背中のストレッチ❶

両腕突き出し伸ばし

コレに効く！

□息苦しさ
□動悸
□猫背の防止
□背中の痛みや張り

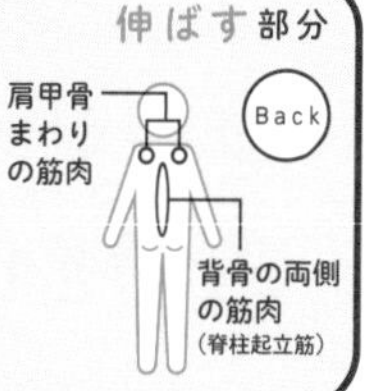

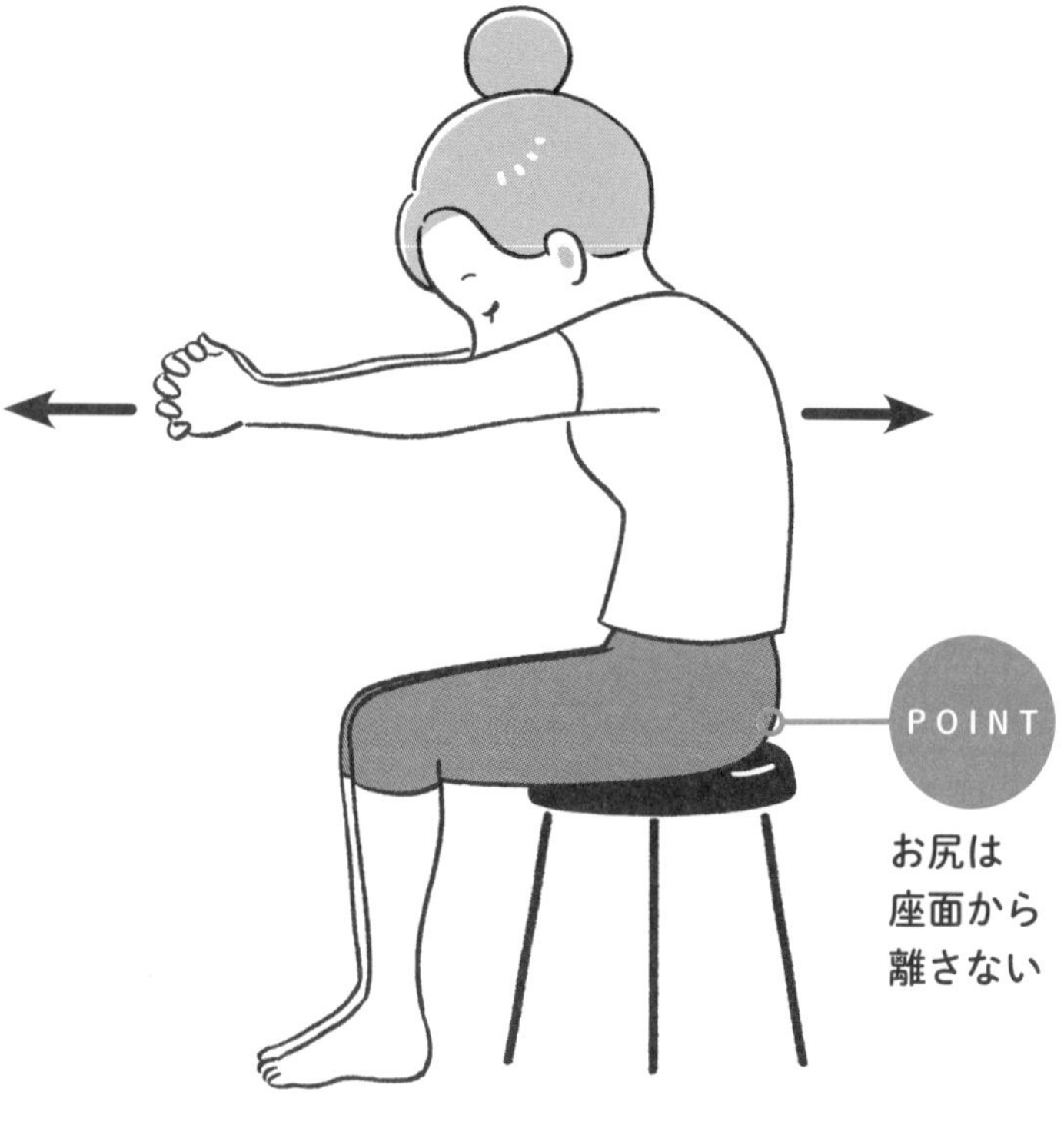

椅子に座り、手のひらを内側に向けて胸の前で両手を組む。お尻が座面から浮かないように、肘を伸ばし両手を前に突き出すようにして背中を伸ばしてキープ。

背中のストレッチ❷

開脚上体倒し

コレに効く!

- □息苦しさ
- □動悸
- □猫背の防止
- □背中の痛みや張り
- □腰痛

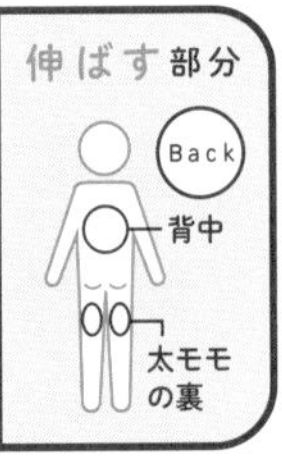

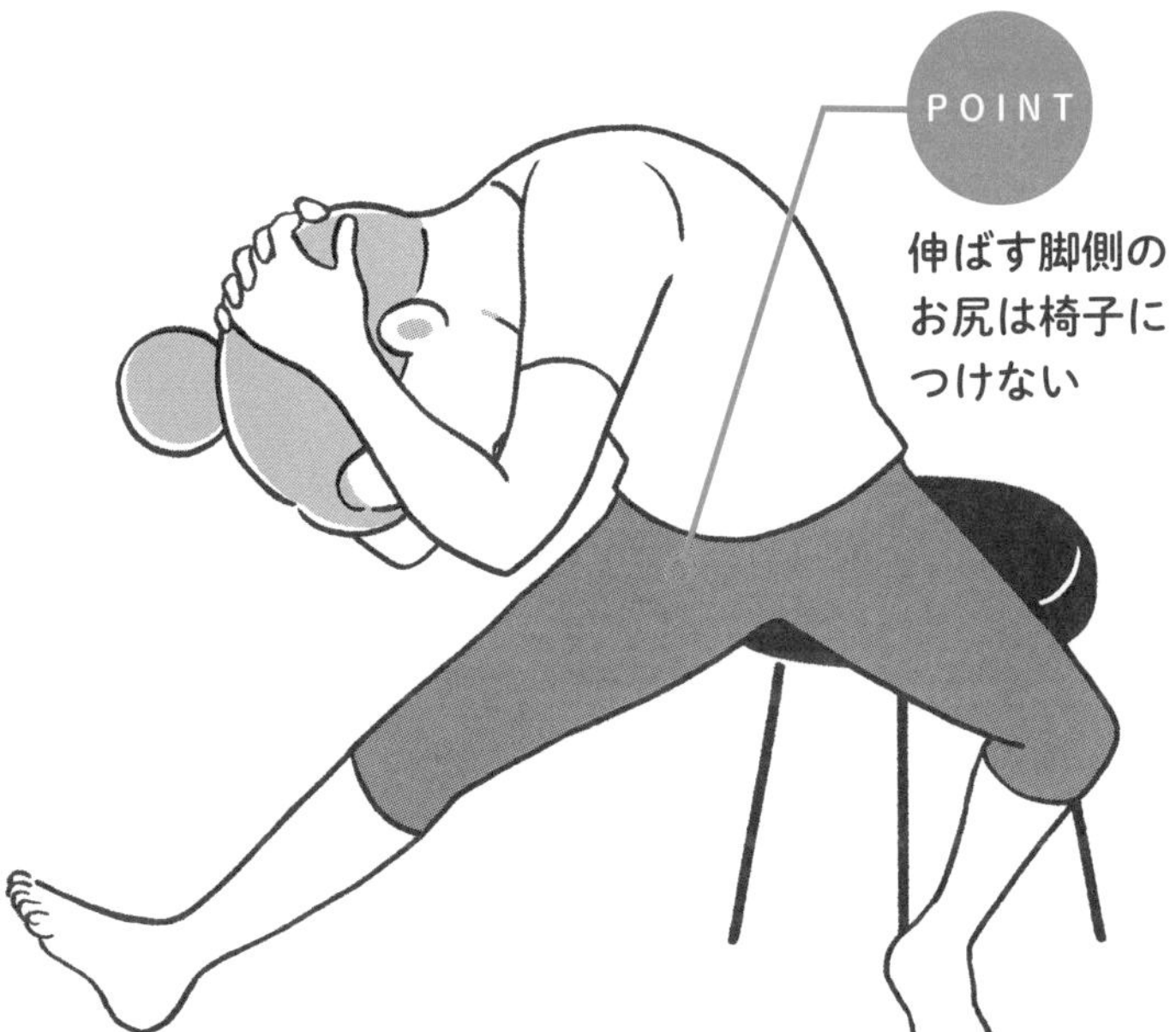

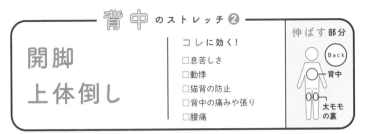

椅子に左のお尻をのせ、両足は大きく開き、頭の後ろで両手を組む。つま先を上に向けて右足を伸ばし、ひざにおでこをつけるように上体を倒し、右太ももの裏側が伸びているところでキープ。椅子に右のお尻をのせて、反対の脚も同様に行う。椅子から落ちないように注意。

背中のストレッチ③

ひざ曲げ背中伸ばし

コレに効く!

- □息苦しさ
- □動悸
- □猫背の防止
- □背中の痛みや張り
- □太ももの裏の張り

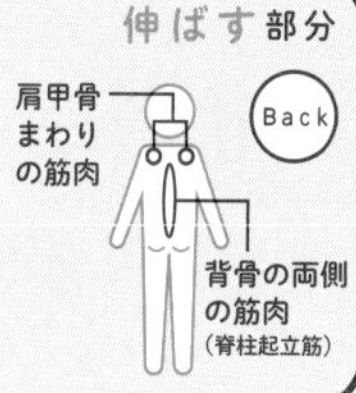

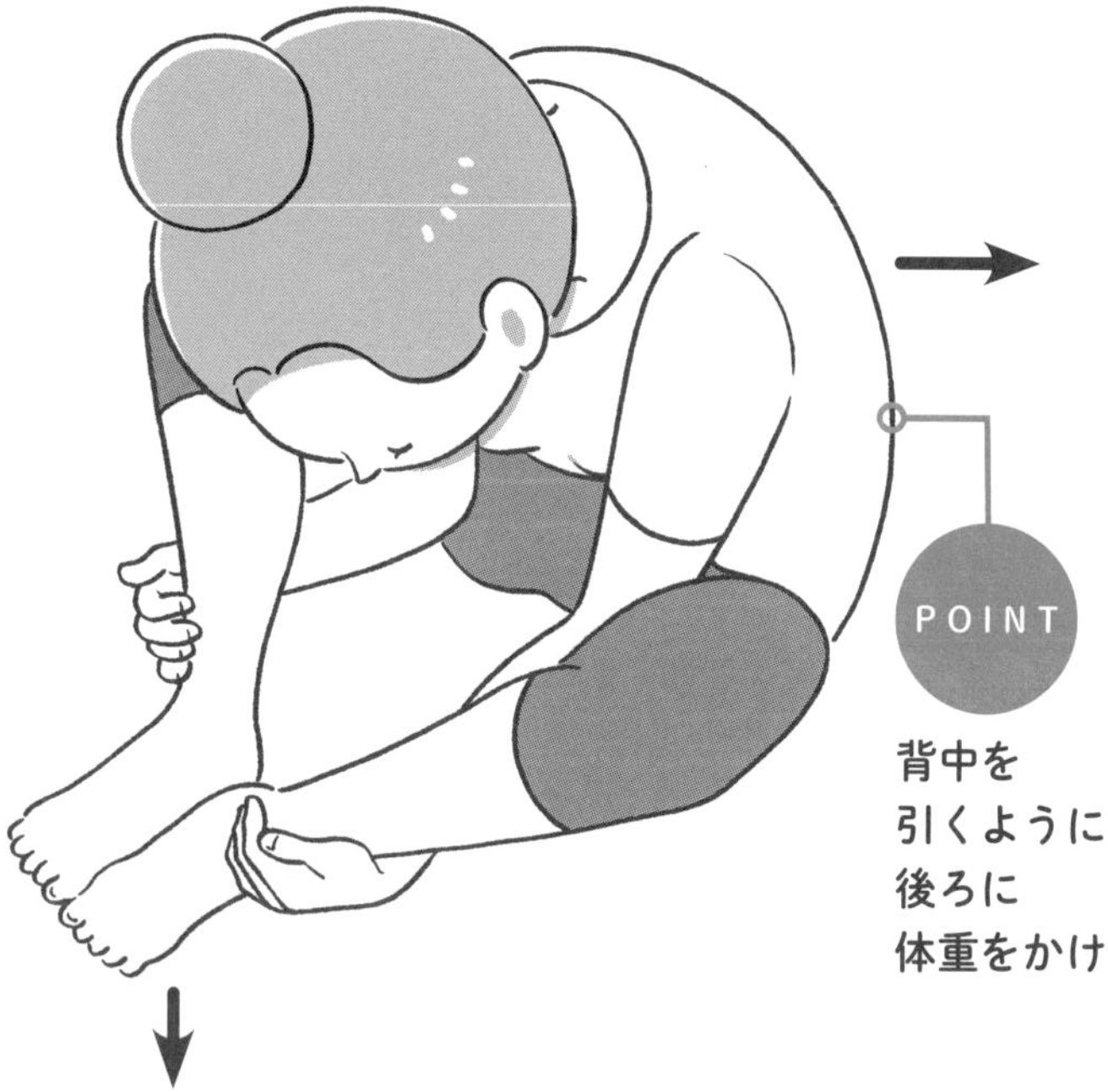

ひざを立てて床に座り、両足を揃えたままひざを開く。両脚の内側から足首をつかんだまま肘を伸ばすようにして、体重を後ろにかけ背中が伸びているところでキープ。

運動

肩と上腕のストレッチ

ショルダー伸ばし

コレに効く！

- □肩こり
- □頭痛
- □耳鳴り
- □ほてり
- □発汗
- □手のしびれ
- □動悸
- □口やのどの不快感

伸ばす部分

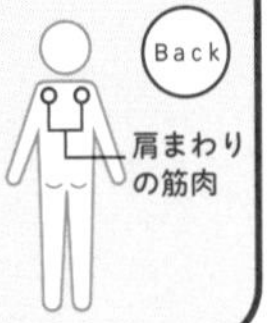

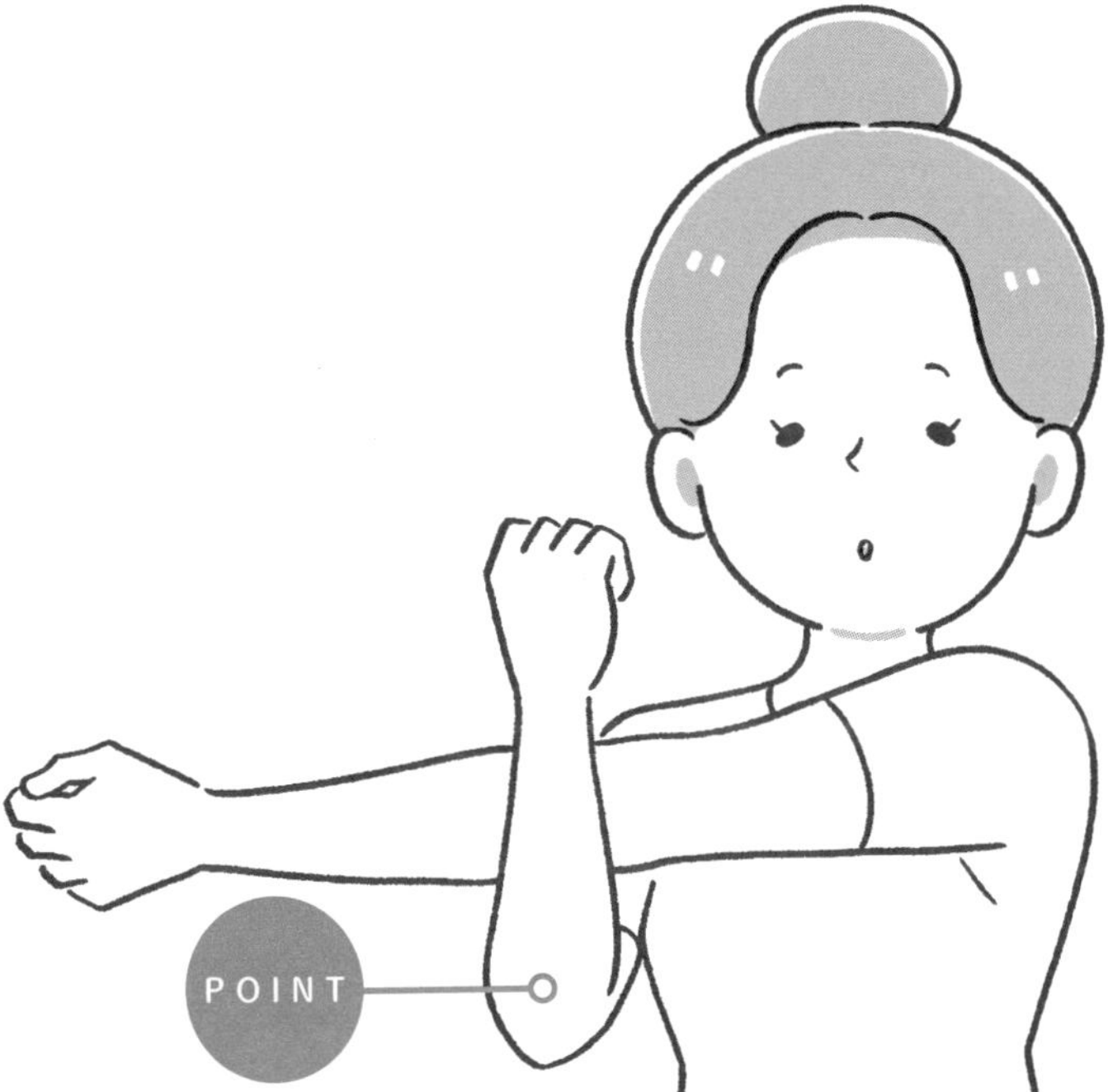

左の二の腕を肘より やや肩寄りで抱える

左腕を伸ばし、右腕を左肘よりやや肩寄りにあて、胸に向かって押さえ左肩が伸びているところでキープ。反対の腕も同様に行う。

腰のストレッチ❶

片脚伸ばし

コレに効く！
□腰痛
□足のしびれ

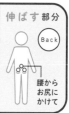

伸ばす部分

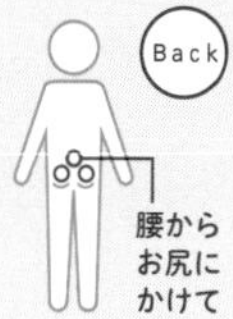

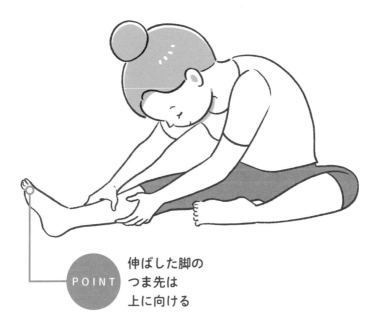

POINT 伸ばした脚のつま先は上に向ける

両脚を伸ばして床に座り、左ひざを曲げ、左足裏を右太もの内側につける。両手を右脚につけ上体を倒して、ひざをしっかり伸ばし、腰が伸びているところでキープ。反対側も同様に行う。体がやわらかい人はつま先を持ち、硬い人はできる範囲で。

腰のストレッチ❷

ツイスト背中伸ばし

コレに効く！

- □腰痛
- □ほてり
- □発汗
- □冷え
- □足のしびれ

伸ばす部分

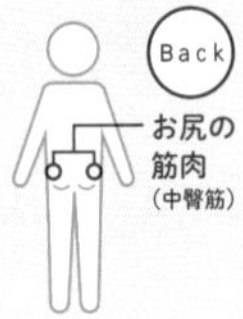

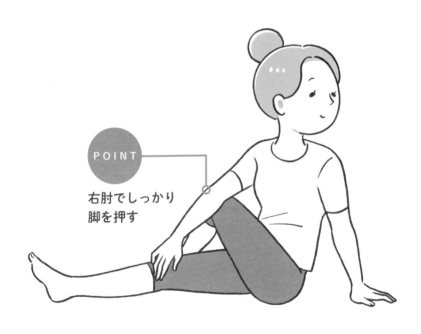

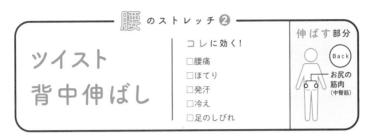

両脚を伸ばして床に座り、左脚を曲げ右脚と交差し左足裏を床につける。右肘を左ひざの外側にあて、左手を床につけ、背中を伸ばしたまま肘でひざを右に押し出すように体をひねる。反対側も同様に行う。

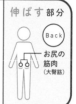

腰ねじりストレッチ

コレに効く!

- □腰痛
- □ほてり
- □発汗
- □冷え
- □足のしびれ

伸ばす部分

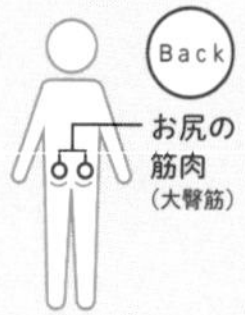

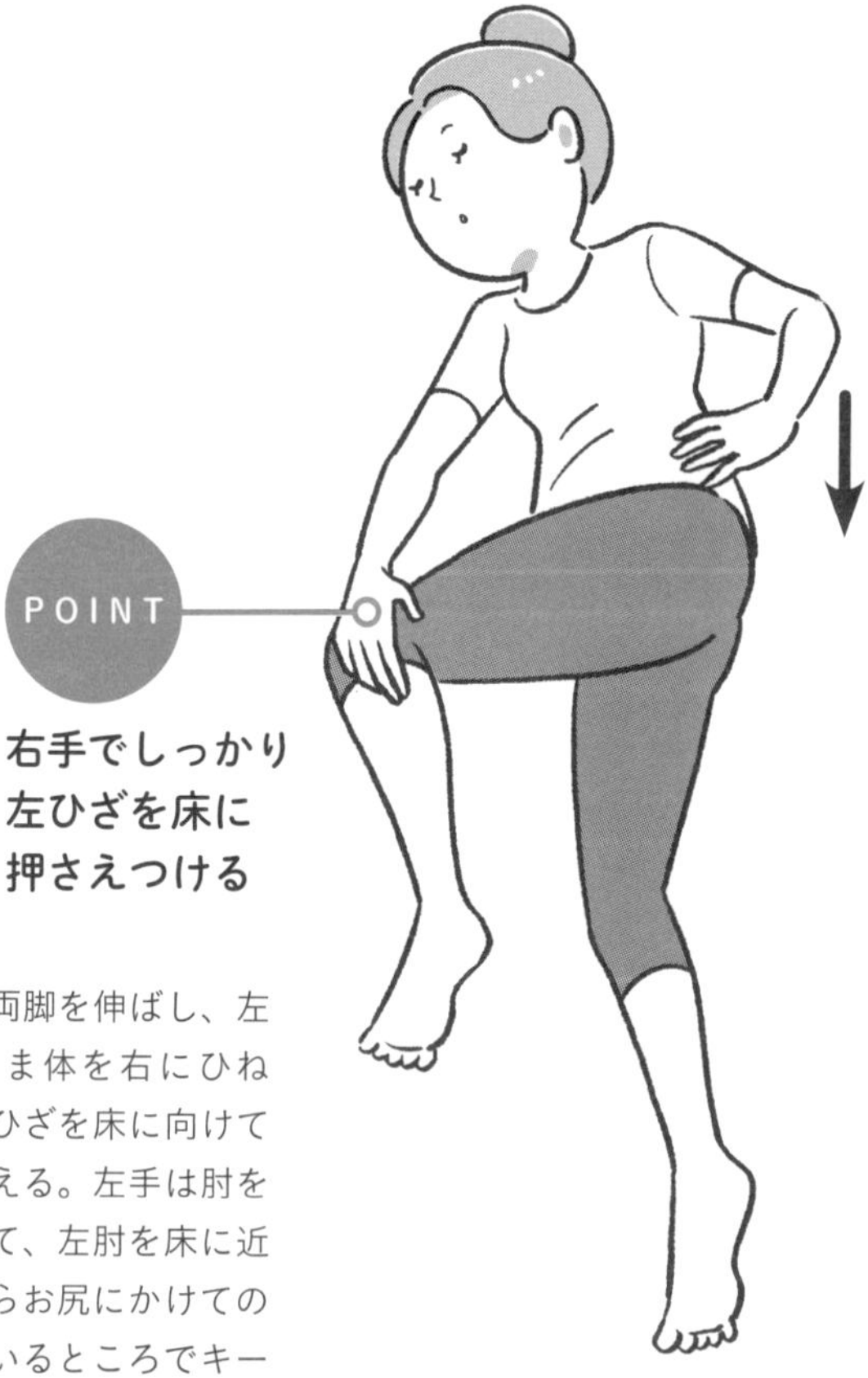

右手でしっかり左ひざを床に押さえつける

仰向けになり両脚を伸ばし、左脚を曲げたまま体を右にひねり、右手で左ひざを床に向けてしっかり押さえる。左手は肘を曲げて腰にあて、左肘を床に近づけ、背中からお尻にかけての筋肉が伸びているところでキープ。反対側も同様に行う。

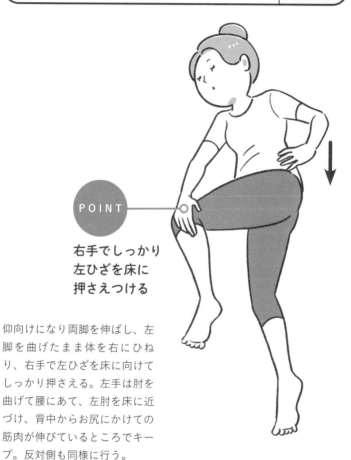

全身のストレッチ

ばんざいストレッチ

コレに効く！

- □全身の緊張
- □腰痛
- □ほてり
- □発汗
- □冷え
- □足のしびれ

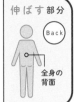

伸ばす部分

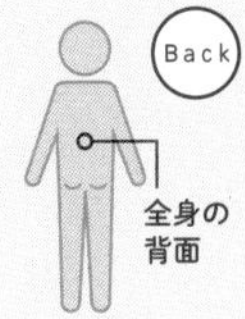

仰向けになり、両手はばんざいのように上げ、足首は伸ばし、気持ちよく伸びているところでキープ。体の裏側全体を伸ばすイメージで。

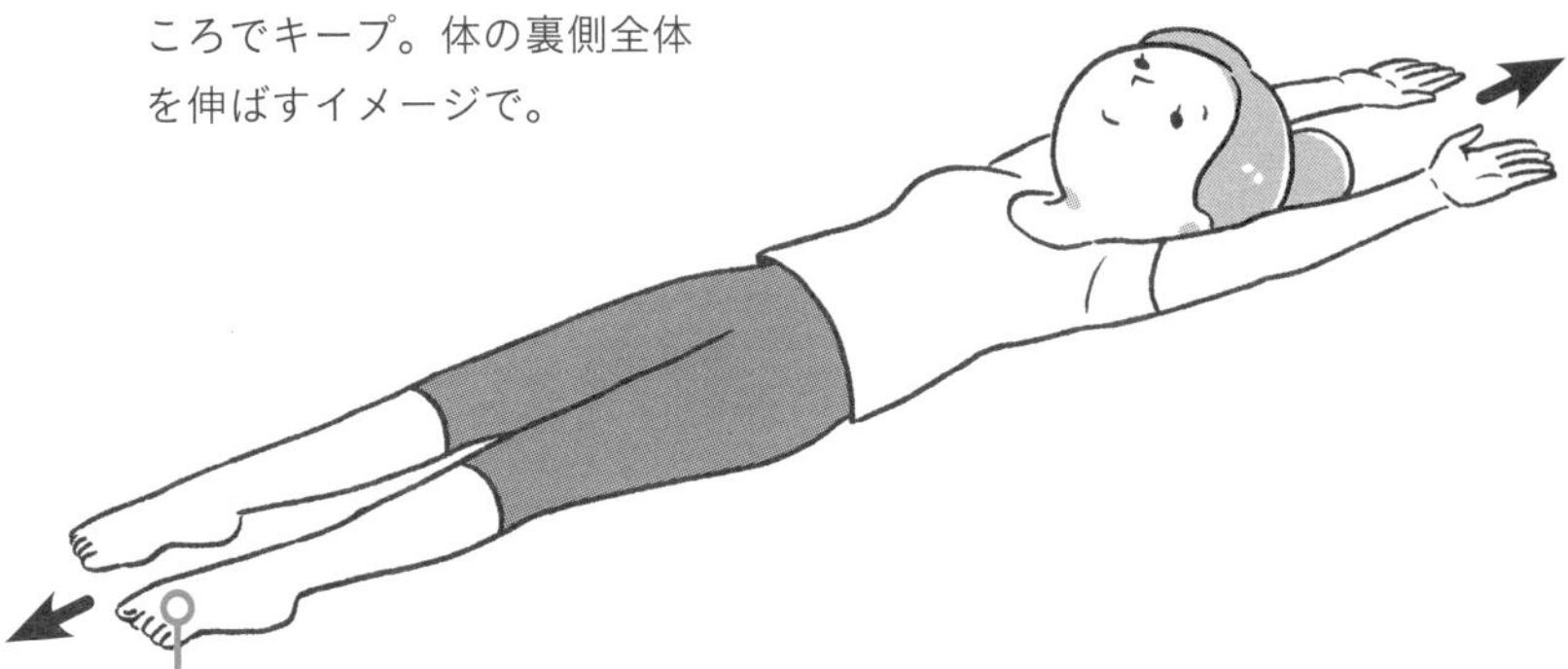

POINT

つま先はしっかり伸ばす

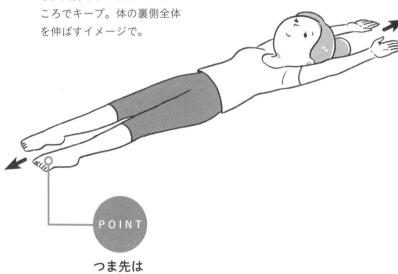

自律神経症状はさまざま
症状別に原因とケア法を知る

自律神経症状はさまざまです。大きな原因となっているものを知れば、対策がわかります。セルフケアで自律神経の乱れを防ぎましょう。

●ほてり、発汗、冷え

このような症状に見舞われるのは、腎臓の働きが弱くなっていると考えられます。更年期にもよく見られる症状です。水分不足、塩分のとりすぎ、高たんぱくな食事などは腎臓を疲れさせます。こまめに水分をとり、減塩を心がけましょう。

○症状を改善するおすすめのストレッチ

・首のストレッチ（232ページ）

・肩と上腕のストレッチ（239ページ）

・腰のストレッチ2（241ページ）
・腰のストレッチ3（242ページ）
・全身のストレッチ（243ページ）

●倦怠感、慢性的な疲労、体のだるさ

こうした症状が続くのは、内臓が弱っている証拠。中でも副腎という臓器に負担がかかっているケースが多いです。ストレスがかかり続けると、コルチゾールというホルモンを分泌し続けないといけないので副腎に負担がかかります。ストレッチももちろん有効ですが、思考のくせを変え、心が軽くなる考え方ができるようになれば精神的なストレスが軽減するので、こうした症状がとれやすくなります。また、カフェイン、アルコール、甘い物を控え、しっかり水分をとることで症状の改善にもつながります。

○症状を改善するおすすめのストレッチ

・脚のストレッチ2（228ページ）
・全身のストレッチ（243ページ）

●微熱

微熱とは普段の平熱よりも若干高めの状態です。病気や体調の変化、日々の生活の影響など、微熱が続く原因はさまざまです。私から言えるのは、腎臓の働きが弱っているときや、ストレスが多いときに微熱の症状が出る方はいます。腎臓に負担をかけないように塩分を控え、水分不足にならないように気をつけてください。

●不眠

軽い不眠は体の筋肉が緊張してこり固まることが原因となることが多く、全身のストレッチで症状が軽くなるケースが少なくありません。しかし、不眠がひどい場合は内臓が硬くなり、胃、腎臓など内臓の機能が全体的に弱っています。ストレッチをしてもあまり効果を得ることが望めないので、内臓を整える施術をする必要があります。砂糖は胃や大腸の機能を低下させるので控えて、なるべく休ませてあげましょう。

〇症状を改善するおすすめのストレッチ
・全身のストレッチ（243ページ）

●下痢、便秘
カフェインのとりすぎを疑ってみてください。水分不足でも下痢や便秘を引き起こすので、こまめな水分摂取を心がけて様子をみます。砂糖のとりすぎも大腸に負担をかけてしまいます。

●動悸
緊張や筋肉の硬直からくるもの、胃が硬くなることが原因となるなど、いろいろな理由が考えられます。多いのが首や肩まわりがこっている場合です。呼吸がスムーズにできず、胸まわりが硬くなって動悸につながります。胃の働きが弱くなると、胃は定位置におさまらず横隔膜を圧迫。胸の筋肉が硬くなることで動悸が発生しやすくなります。

○症状を改善するおすすめのストレッチ

・首のストレッチ（232ページ）

・背中のストレッチ1（236ページ）

・背中のストレッチ2（237ページ）

・背中のストレッチ3（238ページ）

・肩と上腕のストレッチ（239ページ）

●生理不順

女性ホルモンをつくる副腎の働きが関係しています。ストレスを受けるとホルモンバランスが崩れて生理不順につながります。私の経験から言うと、思考のくせの影響を大きく受けるので、考え方を変えてストレスを減らすことが大切です。

●口やのどの不快感

口の自律神経症状としては、にがみを感じる、のどが詰まった感じがする、のどにごろごろした異物感があるといったことがあげられます。動悸と同じように、胃の働きが弱くなること、そして首・肩まわりの筋肉の緊張により起こります。胃が関係している場合、ストレッチだけでは症状は改善されにくいと言えます。また、水分の摂取不足、砂糖のとりすぎなども原因です。

○症状を改善するおすすめのストレッチ

・首のストレッチ（232ページ）
・肩と上腕のストレッチ（239ページ）

●手足のしびれ

首や腰の骨がゆがみ、神経が圧迫されることで起こります。

○症状を改善するおすすめのストレッチ

・首のストレッチ（232ページ）
・肩と上腕のストレッチ（239ページ）
・腰のストレッチ1（240ページ）
・腰のストレッチ2（241ページ）
・腰のストレッチ3（242ページ）

●腰痛

背骨や骨盤のゆがみなどで腰の筋肉が緊張して起こります。そのほか、内臓に関する筋肉が弱り硬くなっているため、腰周辺の筋肉も張ってしまい痛みにつながるケースもあります。

○症状を改善するおすすめのストレッチ

・肩と上腕のストレッチ（239ページ）
・腰のストレッチ1（240ページ）
・腰のストレッチ2（241ページ）
・腰のストレッチ3（242ページ）
・全身のストレッチ（243ページ）

●ひざの痛み

○症状を改善するおすすめのストレッチ

・脚のストレッチ3（229ページ）

●肩こり、首こり

○症状を改善するおすすめのストレッチ

・首のストレッチ（232ページ）
・手と腕のストレッチ1（234ページ）
・手と腕のストレッチ2（235ページ）
・肩と上腕のストレッチ（239ページ）

●腕の痛みや張り

○症状を改善するおすすめのストレッチ

・手と腕のストレッチ1（234ページ）
・手と腕のストレッチ2（235ページ）

●頭痛

○症状を改善するおすすめのストレッチ

・首のストレッチ（232ページ）

おわりに

私が本書や整体院の仕事を通して、皆様にお伝えしたいことは、どんな自律神経の症状でも、諦める必要はないということです。

体調不良が続くと、「このまま治らないのではないか?」とか「自分はもうだめだ」とか不安や心配、否定の気持ちばかりになりがちで、不調そのものをストレスにしてしまいます。

ストレスを感じていれば、交感神経が高まり、症状もさらに悪くなる傾向があります。ならば、ストレスをなくせばいいですよね?

同じ状況や物事が起きても、ストレスに感じる人と感じない人がいます。ストレスを感じない人になれたら、楽に生きられますし、副交感神経が働きやすくなって、症状も軽くできたり、なくすことだってできます。考え方を変えることが難しいと感じても、くせだから難しく感じるだけなのです。

考え方を変える練習を続ければ、スポーツの練習などと同じように、いつの間にか無意識で行うことができるようになるのです。

私がストレスにならない考え方にこだわる理由は、体だけでなく、考え方も変えないと、不調をぶり返すということに気が付いたからです。ぜひ練習を続けていただいて、体調不良から脱出してください。

日本に生まれたということは、それだけで本当は幸せな環境にあることに気が付いてください。幸せに目を向けてください。感謝を持って生きてください。そうすれば、心が軽くなります。

私も本書を書く機会をいただけたことに、大変感謝しております。

本書が、これから皆様の楽しく元気に生きる一助になりますよう、心から願っております。

また、当院にお越しいただき、楽しく元気になられた皆様の笑顔が、私の励みになっております。整体院も本書も、家族や友人、ご担当者様など、たくさんの方にご協力いただき、つくることができました。大変感謝しております。これからも皆様のお役に立つことができるよう、日々邁進してまいります。

最後に本書を手に取り、お買い上げいただきまして、誠にありがとうございます。皆様の自律神経の乱れによる症状がなくなり、さらに楽しく元気に生きられ、人生が充実することを本気で願っております。

原田賢（Ken Harada）

1976年東京生まれ。大学卒業後、ITエンジニア時代に、過度な労働から自律神経失調症、うつ病になり休職。自力で克服し復職した経験と知識を元に「自律神経専門整体 元気になる整体院」を開院。自律神経にとって良い生活習慣に変えていくための、ありとあらゆるサポートを行い、執筆や講演、監修など活動は多岐にわたる。著書に『忙しいビジネスパーソンのための自律神経整え方BOOK』（ディスカヴァー・トゥエンティワン）などがある。

STAFF

カバーデザイン　渡邊民人（TYPEFACE）
本文デザイン　谷関笑子（TYPEFACE）
イラスト　フクイサチヨ
漫画　小波田えま
編集協力　和田方子
編集　森香織（朝日新聞出版　生活・文化編集部）

ストレスや不安《ふあん》を抱《かか》える人《ひと》へ

自律神経《じりつしんけい》が整《ととの》う考《かんが》え方《かた》

著　者　原田賢
発行者　橋田真琴
発行所　朝日新聞出版
〒104-8011　東京都中央区築地5−3−2
電話　(03)5541 - 8996（編集）
(03)5540 - 7793（販売）
印刷所　中央精版印刷株式会社

Published in Japan by Asahi Shimbun Publications Inc.
ISBN　978-4-02-334021-3